AF458608

DE

L'ATAXIE LOCOMOTRICE

PAR

GEORGE DUJARDIN-BEAUMETZ,

Docteur en Médecine,
ancien Interne Lauréat des Hôpitaux de Paris,
Lauréat de la Faculté de Médecine,
Membre de la Société médicale d'Observation,
de la Société d'Anthropologie,
de la Société Botanique de France,
et de la Conférence Buffon.

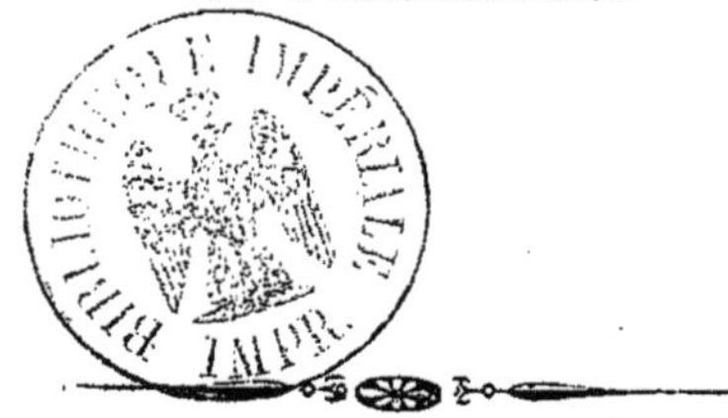

PARIS.

A. COCCOZ, LIBRAIRE-EDITEUR,

rue de l'École-de-Médecine, 30.

1862

PARIS. — RIGNOUX, Imprimeur de la Faculté de Médecine,
rue Monsieur-le-Prince, 31.

DE

L'ATAXIE LOCOMOTRICE.

Nam nihil egregius quam res secernere apertas
A dubiis, animus quas ab se protinus abdit.
(LUCRÈCE, *De la Nature des choses*, liv. IV, vers. 469.)

..... Avec la science, il faut un bon esprit.
(RÉGNIER, satire 3, vers 215.)

OBSERVATIONS PRÉLIMINAIRES.

M. le Dr Duchenne (de Boulogne) a posé en 1858 des conclusions qui tendent à faire considérer l'affection dans l'étude de laquelle nous allons entrer comme une entité morbide spéciale. Les théories émises par M. Duchenne sont loin d'être également admises par tous les médecins ; on peut en effet se demander si c'est bien le cas de créer une maladie distincte et s'il n'est pas plus rationnel de faire rentrer cette affection dans celles déjà connues. Pourtant les idées de M. Duchenne n'ont pas manqué d'appeler l'attention générale, elles ont trouvé un appui énergique surtout dans M. le professeur Trousseau. Il ne nous appartient pas de trancher la question ; nous nous sommes attaché seulement à faire connaître le point où elle est arrivée, en nous appuyant sur les savants travaux qui ont été publiés et sur de nouvelles observations.

Nous devons remercier d'une manière toute particulière M. Hip. Bourdon des indications qu'il a bien voulu nous donner.

HISTORIQUE.

C'est dans l'ouvrage d'Ollivier (d'Angers) sur les maladies de la moelle épinière (1), que nous avons trouvé, pour la première fois, des observations où l'on peut reconnaître les principaux caractères de l'ataxie locomotrice progressive.

En 1838, M. le professeur Cruveilhier, dans des observations très-remarquables qu'il a relevées à la Salpêtrière, et que depuis il a réunies dans son grand ouvrage sur l'anatomie pathologique (2), a tracé tous les symptômes de la maladie qui nous occupe. En voyant ces observations si nettes, si précises, on est étonné que l'ataxie, qui est nommée *paralysie incomplète du mouvement,* n'ait pas éveillé plus tôt l'attention des médecins.

De son côté M. le professeur Bouillaud avait à peu près en même temps porté son examen sur les troubles particuliers qui caractérisent l'ataxie, comme il le fait remarquer dans ses savantes leçons professées en 1859 à l'hôpital de la Charité (3). Nous trouvons en effet dans une clinique faite par cet éminent professeur, en 1845, sur la paralysie générale, les passages suivants (4):

« Chez ces malades (les paralytiques généraux), il n'y a donc en vérité paralysie ni du mouvement, ni du sentiment, et malgré cela ils ne peuvent mettre à profit leurs contractions musculaires, il y a *désordre, déséquilibration des mouvements, la coordination seule est abolie.*

« Les mouvements, auparavant associés, coordonnés vers un but commun, se trouvent dissociés et pour ainsi dire abandonnés à eux-

---

(1) *Maladies de la moelle épinière,* t. II, p. 455, 3e édit; 1835.

(2) *Anatomie pathologique,* Maladies de la moelle, t. V.

(3) *L'Union médicale,* 1859, t. II.

(4) *Gazette des hôpitaux,* année 1845, p. 410.

mêmes; les différents rouages qui en sont le siége, soustraits à l'influence du pendule régulateur, continueront d'agir chacun pour son propre compte, obéissant chacun isolément et indépendamment des autres à la force brute qui les anime. Mais le résultat de leurs mouvements sera nul ou seulement irrégulier et incomplet quant à la production des phénomènes d'ensemble que les mouvements associés et coordonnés étaient destinés à produire. »

Et plus loin :

« Ces malheureux paralytiques cessent de pouvoir en aucune façon se servir de leurs membres pour la station et la progression, lorsque la contraction de tous les muscles de ces membres s'exécute encore avec une vigueur relativement assez grande; dans leur lit, ils les soulèvent, ils les portent en tous sens, ils leur impriment des mouvements multiples, différents et incontestablement volontaires. Que leur manque-t-il donc pour pouvoir s'en servir pour la progression? Il leur manque l'organe coordinateur de cette classe des mouvements, dont l'association aboutit à une marche ordonnée, régulière, il leur manque le pendule régulateur de cette grande série de rouages. »

On voit indiqués, dans ce qui précède, tous les troubles de la coordination des mouvements opposés à la conservation de la force musculaire.

La maladie n'avait pas encore reçu le nom sous lequel elle est connue aujourd'hui ; ce n'est qu'en 1846 que le célèbre clinicien de la Charité, dans sa *Nosographie médicale* (1), a décrit, sous la dénomination d'*ataxie des mouvements,* les diverses affections caractérisées par un défaut de coordination des mouvements.

Les médecins allemands, sous le nom de *tabes dorsalis,* ont dépeint une maladie qui a de nombreux rapports avec l'ataxie locomotrice ; je citerai, en particulier, Romberg, de Berlin, qui, dans son traité

---

(1) *Nosographie médicale,* t. I.

sur les maladies nerveuses, publié en 1851 (1), signale des observations où l'on reconnaît, bien qu'incomplétement, les symptômes caractéristiques de l'ataxie. Nous avons également lu, dans l'excellente traduction de la *Pathologie cellulaire* de Wirchow (2), faite par notre collègue et ami le Dr Paul Picard, une analyse des lésions que produit le *tabes dorsalis*.

En 1855, M. le Dr Landry a publié dans la *Gazette des hôpitaux* (3) à l'appui des idées qu'il avait émises (4) sur le *sens musculaire*, des observations dans lesquelles la perte de la sensibilité musculaire avait pour conséquence tous les phénomènes particuliers à l'ataxie.

En 1858, M. Duchenne (de Boulogne), dans une communication faite à l'Académie des sciences (5) et dans une série d'articles publiés dans les *Archives générales de médecine* (6), a réuni, dans un même faisceau, tous les caractères propres à l'ataxie et a créé une nouvelle entité morbide sous le nom d'*ataxie locomotrice progressive*. M. Duchenne définit cette maladie : *une abolition progressive de la coordination des mouvements et paralysie apparente contrastant avec l'intégrité de la force musculaire.*

M. le Dr Marcé, dans sa thèse d'agrégation (7) sur les altérations de la sensibilité, appuyant les observations déjà présentées par M. Landry, admet que l'ataxie locomotrice progressive se confond avec l'état morbide consécutif à l'abolition du sentiment d'activité musculaire.

Dans deux thèses de la Faculté de Strasbourg, soutenues dans le courant de l'année 1860, par MM. Cellier et Sizaret, l'une sur la pa-

---

(1) *Lherbuch der Nervenkrankheiten*, 1851.

(2) *Pathologie cellulaire*, p. 235.

(3) *Gazette des hôpitaux*, 1855.

(4) *Archives générales de médecine* (1852, mois de juillet et suivant).

(5) Séance de l'Académie des sciences (29 novembre 1858).

(6) *Archives générales de médecine* (décembre 1858).

(7) Thèse d'agrégation, 1860, p. 52.

ralysie de la sensibilité musculaire (1), l'autre sur l'anesthésie musculaire (2), nous rencontrons quelques observations se rapportant à l'ataxie, et entre autres une fort remarquable puisée à la clinique du professeur Schützenberger.

Dans sa *Pathologie générale* (3), M. le professeur Monneret conclut, comme MM. Landry, Marcé et Becquerel (4), à la similitude complète de la paralysie du sens d'activité musculaire et de l'ataxie locomotrice.

En 1861, M. Trousseau a consacré trois séances de sa clinique à l'ataxie locomotrice progressive. L'éloquent professeur fait entrer cette maladie dans les névroses et en donne la définition suivante (5) : *Névrose spasmodique caractérisée par un manque d'aptitude de coordination des mouvements volontaires, compliquée souvent de troubles de la sensibilité et quelquefois de perte du sens musculaire.*

M. Lecoq, médecin de la marine (6), M. Vernay (7), médecin de l'hôtel-Dieu de Lyon, ont relevé dans la même année de nouvelles observations sur l'ataxie.

M. le Dr Hipp. Bourdon, dans le courant du mois d'août, a lu, à la Société médicale des hôpitaux, un travail (8) des plus intéressants sur l'ataxie, surtout au point de vue histologique. Peu après (9), M. Duménil, médecin des hôpitaux de Rouen, vint corroborer les idées émises par le savant médecin de la Maison municipale de santé, et, dans ce moment même, de nouveaux cas analogues font l'objet d'une discussion à la Société médicale des hôpitaux.

---

(1) Thèse de Strasbourg, 26 mars 1860.

(2) Thèse de Strasbourg, 30 mars 1860.

(3) *Pathologie générale,* t. III, p. 160 et 230.

(4) *Traité d'électricité appliquée à la thérapeutique,* 1re et 2e édit.

(5) *L'Union médicale,* t. IX; leçon recueillie par M. Dumont-Pallier.

(6) *Archives générales de médecine* (juin 1861).

(7) *L'Union médicale,* 1862, mois de janvier, p. 47.

(8) *Archives générales de médecine* (novembre 1861).

(9) Séance de la Société médicale des hôpitaux, janvier 1862.

Dans les traités classiques de pathologie interne publiés jusqu'à ce jour, aucun article spécial n'avait été consacré à l'ataxie ; cette lacune vient d'être comblée par M. le professeur Grisolle dans la dernière édition de son excellent ouvrage (1).

Nous dirons cependant, pour ne rien omettre, que M. Woillez, dans son *Dictionnaire de diagnostic* (2), avait consacré un passage à l'ataxie locomotrice.

SYMPTÔMES.

Avant de passer à l'étude des symptômes de l'ataxie locomotrice progressive, nous relaterons quelques observations qui feront mieux ressortir ces symptômes.

OBSERVATION Ire.

Le sujet est âgé de 48 ans ; il a longtemps habité une maison humide où le soleil ne pénétrait jamais ; menant une vie très-active, les affaires lui ont donné beaucoup de soucis.

En 1835, il éprouva, pendant une nuit, dans les mollets, de violentes douleurs, qui se dissipèrent par l'exercice de la marche ; ce ne fut que plusieurs mois après qu'il les ressentit de nouveau. Peu à peu les crises se rapprochèrent, et les eaux d'Aix lui furent ordonnées en 1840 et 1841. Il revint très-affaibli de la seconde saison, et s'aperçut alors, en valsant, de la difficulté d'effectuer les mouvements en rond ; très-insensiblement ses forces diminuèrent. A la fin de 1842, la marche était devenue embarrassée, comparable à celle d'un homme ivre, et très-incertaine, surtout dans l'obscurité.

A la fin de février 1843, il fut consulter à Lyon, où les médecins le déclarèrent atteint d'une maladie de la moelle épinière.

(1) *Traité de pathologie interne*, 9e édit., t. II.

(2) *Dictionnaire de diagnostic*, p. 99.

« On le soumit aussitôt aux violents traitements adoptés par la thérapeutique (administration de la strychnine, cautères ordinaires, cautères actuels, moxas sur la colonne vertébrale, frictions de térébenthine de Venise, etc.).

« En juillet, il prit les eaux de Bourbon-Lancy, pendant cinquante jours, qui parurent lui faire du bien, et rappelèrent la sensibilité aux jambes.

« Mais, pendant l'hiver, la maladie reprit le dessus, malgré la continuation des remèdes violents. L'électricité, par la machine électrique et par la pile à godets, l'acupuncture, les eaux de Balaruc, de Bourbon, furent successivement employées sans résultat.

« Dans l'hiver de 1844 à 1845, traitement hydrothérapique, de six mois, aux Thernes (banlieue de Paris), qui arrêta les progrès du mal et fortifia le sujet, qui le continua chez lui pendant un an encore.

« Il a passé en 1856 une nouvelle saison de trente-huit jours à Bourbon. Son médecin lui conseilla beaucoup d'exercice et lui appliqua la machine de Breton; pendant le traitement des eaux, ses jambes se réchauffèrent et prirent de la force.

« *État actuel du malade* en 1856. Tous les sens ont été plus ou moins affectés par cette maladie, à laquelle il ne savait quelle cause assigner, n'ayant jamais eu d'attaque ni fait aucun excès, ayant vécu très-sobrement pour le boire et le manger.

« *Ouïe.* L'oreille gauche, entièrement perdue, n'entendait pas même le mouvement d'une forte montre appliquée contre elle; sifflement continu dans cette oreille. Il entend de l'oreille droite ; mais si on élève la voix, qu'il y ait trop de sonorité dans les appartements, ou que plusieurs personnes parlent à la fois, il n'entend que le bruit; tandis qu'en plein air, il ne perd pas un mot. Pas de sifflement dans l'oreille droite.

« *Vue.* Au début de la maladie, les yeux se croisèrent, et le strabisme était fort apparent; depuis lors il a à peu près disparu ; mais cet organe, qui était excessivement parfait, a été fort affaibli. L'œil gauche est presbyte et l'œil droit myope; de ce dernier, il lit très-facilement sans lunettes, le gauche ne fonctionnant pas à une certaine distance.

« *Odorat* et *goût*. Ces deux sens ne paraissent pas avoir été altérés.

« *Toucher*. Le bras et la main gauche sont légèrement engourdis, et le toucher assez obtus; il est meilleur du côté droit, et le malade écrit encore assez facilement. Les mouvements n'obéissent pas à la volonté et ont besoin de la vue pour les guider. En fermant les yeux, la main gauche ne peut trouver le bout du nez, mais la main droite y arrive moins difficilement.

« Dans son lit, même de la main droite, il ne saurait, à température égale, s'il touche son matelas ou sa cuisse. En grattant légèrement l'épiderme, il sent que c'est à lui; mais il ne peut se rendre compte si c'est la cuisse droite ou la gauche.

« Lorsqu'il marche entre des perches, où il peut faire jusqu'à douze cents pas dans trois séances, en se reposant tous les cinquante pas, il est obligé de regarder constamment ses pieds pour les diriger, la plante ne sentant pas le contact du sol. Bien que le sujet puisse se tenir droit pendant cinq minutes, s'il se maintient en équilibre en se cramponnant à un meuble, la moindre impulsion le fait tomber.

« L'estomac est resté fort bon.

« La parole a toujours été libre.

« Les facultés intellectuelles n'ont point été altérées.

« Les selles, bien qu'un peu difficiles, se font assez régulièrement; mais il ne peut retenir les matières s'il y a dévoiement. Une incontinence d'urine, qui avait lieu au commencement de la maladie, n'existe plus.

« Tous les membres se nourrissent bien, et, à les voir nus, on ne soupçonnerait aucune maladie, sauf les hanches, qui sont un peu amaigries.

«Le sommeil est très-léger et très-court; son absence est ce qui fatigue le plus le malade. La diminution doit être attribuée aux souffrances qui vont être décrites.

«Lors des changements atmosphériques, le malade éprouve des tiraillements douloureux qui lui parcourent le corps avec la rapidité de l'éclair, avec retentissement dans l'oreille gauche; sauf la colonne vertébrale et toute la partie postérieure du tronc, ils affectent toutes les parties du corps, depuis les doigts du pied jusqu'au sommet du crâne.

«Ces douleurs ne se font sentir ordinairement que sur un très-petit espace à la fois, et durent par série de douze heures, vingt-quatre, trente-six, jusqu'à soixante-douze. Elles commencent sourdement, avec des intermittences qui se rapprochent, au point de ne pouvoir respirer quatre fois sans avoir un élancement, dans le genou, par exemple, comme si une aiguille à bas le traversait lentement; dans le pied, comme si un cheval l'écrasait de son sabot; dans les cuisses et dans les mollets, comme si un rateau de fer les arrachait; dans les bras, les poignets, la poitrine, comme s'ils étaient comprimés dans un étau. C'est surtout dans la tête que ces souffrances sont inouïes; ce sont tantôt de violents coups de marteau sur le cervelet, tantôt des secousses très-violentes dans les nerfs du cou, à tel point que la tête en est ébranlée, comme une cloche violemment agitée, et qu'il est obligé de se faire tenir dans le sens opposé au tiraillement.

«Les souffrances ont été diminuées, à diverses époques, par différents remèdes purgatifs et sudorifiques, et par cette dernière saison des eaux de Bourbon.»

Cette observation a servi de base au travail de M. Duchenne; nous avons cru devoir la reproduire *in extenso* parce qu'elle a été considérée par l'auteur comme un cas type.

La deuxième observation a été puisée dans le service de M. le professeur Tardieu, et rédigée par notre collègue et ami, M. Martineau ; nous devons à son obligeance de pouvoir la faire entrer dans notre travail.

OBSERVATION II.

A..... (Victor), âgé de 46 ans, charretier, demeurant à Nanteuil-le-Haudoin, entre, le 17 mai 1861, à l'hôpital Lariboisière, service de M. le professeur Tardieu, salle Saint-Vincent, n° 16.

Cet homme annonce qu'il a toujours joui d'une excellente santé jusqu'à l'année 1849, époque à laquelle il contracta la suette miliaire ; cette affection le tint pendant quinze jours au lit, mais il ne put jamais bien se remettre. Un ou deux mois après, il fut pris d'une diarrhée intense, qui dura, à ce qu'il nous a dit, pendant quatre à cinq ans.

Cette diarrhée, d'abord continue pendant un mois et que rien ne put calmer, se montra depuis ce temps à des intervalles irréguliers : aussi le malade fut-il dans l'impossibilité de se livrer à son travail habituel d'une façon suivie ; il travaillait tantôt pendant quinze jours, tantôt pendant un mois sans être pris de lientérie ; mais bientôt, celle-ci revenant, il était obligé de cesser tout travail pendant quinze jours ou trois semaines. Quand la diarrhée survenait, elle se montrait avec une intensité telle que le malade avait de vingt à vingt-cinq selles dans les vingt-quatre heures ; elles se composaient de matières liquides, séreuses, claires, jamais sanguinolentes ; jamais elles n'étaient douloureuses. Le malade n'est guère capable de renseigner sur le traitement qu'il suivit alors, il nous dit seulement qu'il prit du diascordium, puis une autre substance dont le nom lui est inconnu ou dont il ne se souvient pas ; cette lientérie dura aussi quatre ans, puis disparut tout à coup. Depuis, les selles sont normales, régulières ; parfois pourtant le malade est pris de temps en temps, pendant un ou deux jours, de selles liquides, séreuses, très-répétées. Malgré cet état morbide du tube digestif, l'appétit, nous dit-il, ne lui fait pas défaut, seulement il se retenait de manger afin de ne pas augmenter sa diarrhée; les forces diminuaient sensiblement, et il se déclara de plus en plus marqué un amaigrissement général de toutes les parties du corps.

Au début de la diarrhée ou peu de temps après, le malade remarqua que ses jambes commençaient à devenir plus faibles; la marche lui devint plus difficile; il se fatiguait vite; il ne pouvait comme autrefois faire de longues courses; il attribua cette fatigue à son état de faiblesse, à l'amaigrissement que lui occasionnait sa diarrhée; mais peu à peu cet état se prononce de plus en plus, les jambes deviennent plus paresseuses, la marche plus pénible, surtout le soir; au point, dit-il, que quand venait la nuit, il lui était complétement impossible de faire un pas, et s'il voulait marcher il tombait. Aussi fut-il obligé peu à peu de quitter son travail. Il l'a cessé complétement depuis six ans.

A partir de cette époque, il ne peut marcher qu'avec un bâton, et si par hasard il ferme les yeux ou seulement il laisse détourner son attention, ses jambes vacillent, et il tombe aussitôt. En outre il éprouvait parfois en marchant la sensation d'un corps dur interposé entre son pied et le sol, ce qui lui occasionnait une vive douleur; d'autres fois au contraire il percevait la sensation d'un corps élastique, et, dans ce cas, son pied, aussitôt posé sur le sol, se repliait sur lui-même, la jambe fléchissait sur la cuisse et il marchait en s'aidant, en bondissant, selon son expression.

Dès l'apparition de ces phénomènes, et même quelques jours après, il ressentait dans les membres inférieurs des douleurs d'une nature particulière, douleurs fugaces, térébrantes, et qu'il compare à un étau lui comprimant tout le membre; d'autres fois ils lui faisaient l'effet de morsures de chien. Ces douleurs survenaient brusquement dans un point du membre, duraient de deux à trois secondes, s'interrompaient pendant huit à vingt secondes, puis se montraient de nouveau dans une autre partie, et cela aussi bien la nuit que le jour; elles duraient ainsi dix, douze, parfois vingt-quatre heures. Ces douleurs n'avaient rien de régulier: elles revenaient parfois après huit, quinze jours de calme; d'autres fois ne se montraient qu'au bout de deux ou trois mois.

Jamais il n'a ressenti de douleurs dans les autres parties du corps, ni dans la colonne vertébrale. Le malade fait connaître qu'il y a environ dix-huit mois il eut de la diplopie; je voyais double, me dit-il; quand une personne venait à moi, et qu'elle se trouvait à une certaine distance, j'en voyais deux. Cet état se maintint ainsi pendant quatre mois, puis disparut, et, depuis six mois environ, ma vue est devenue trouble, j'ai du brouillard devant les yeux, je ne puis plus lire, et, quand je veux le faire, je lis plus facilement de loin que de près, la vue est aussi bonne d'un œil que de l'autre; la diplopie aujourd'hui n'existe plus, il ne reste que de la presbytie.

Depuis huit jours, il s'aperçoit que son membre supérieur droit et devenu excessivement faible, il ne peut s'en servir, il éprouve beaucoup de difficulté pour saisir son couteau, sa cuiller; pour manger, il est obligé de se servir de la main gauche; de même il peut à peine écrire, la plume ne tient plus dans sa main.

Cet homme n'accuse aucune douleur antérieure; pas de rhumatisme, de syphilis, de scrofule.

Du côté des parents, sa mère est morte à l'âge de 40 ans, d'une hydropisie; son père est mort à l'âge de 75 ans.

Il s'est marié à l'âge de 29 ans; sa femme est morte au bout de cinq ans de mariage, à l'âge de 23 ans, d'une affection de poitrine, probablement d'une phthisie; de ce mariage, il a eu deux enfants qui sont très-bien portants.

Voyant son état s'aggraver, il entre à Lariboisière le 17 mai 1861.

Cet homme, d'une constitution très-débilitée, a le teint pâle, et porte sur sa figure les traces d'une longue souffrance; il est d'une maigreur extrême, la peau est flasque, décolorée; les traits de la face sont étirés, les yeux enfoncés, excavés, la conjonctive pâle, d'une teinte légèrement subictérique ; l'on trouve, en un mot, toutes les apparences d'une profonde cachexie.

Le membre supérieur droit ne le cède en rien en volume au gauche, mais la force y paraît moins développée que dans ce dernier, ainsi il vous serre la main avec moins de vigueur de la main droite que de la gauche, et on ne peut noter la plus petite différence, que les yeux soient ou non ouverts.

La contractilité musculaire, sous l'influence du courant électrique, est intacte.

Il exécute avec le bras droit tous les mouvements qu'on lui dit de faire ; seulement si on lui dit de fermer les yeux et d'exécuter le même mouvement, par exemple de porter sa main à sa bouche, il n'y arrive jamais du premier coup ; en un mot, il n'a pas le sentiment du siége exact et de la distance de l'objet que l'on veut qu'il touche ; de même, il n'a plus la conscience du poids d'un objet ; ainsi les corps lui semblent plus lourds dans la main droite que dans la gauche.

La sensibilité générale et la sensibilité tactile sont conservées, qu'il s'aide ou non du sens de la vue.

Rien au membre supérieur gauche.

Les membres inférieurs sont de même fort amaigris. Cet amaigrissement semble ne porter que sur la peau et le tissu cellulaire sous-cutané. Les muscles paraissent du moins intacts ; ils ont conservé toute leur contractilité, soit volontaire, soit électrique. Le malade, au lit, exécute tous les mouvements que l'on exige de lui, sans jamais se tromper. En s'aidant ou non, de la vue, si on l'engage à fléchir la jambe sur la cuisse, et qu'on lui dise de résister, on ne peut étendre ce membre qu'en employant une grande force : il a le sentiment de la contraction musculaire ; mais, de même qu'au membre supérieur, il n'a plus celui de la distance, quand il ne s'aide pas du sens de la vue.

Le malade étant levé, si on l'engage à se tenir debout et en équilibre, il le fait facilement ; seulement, au bout d'un certain temps, il est pris de vertiges, et il est obligé de se cramponner a son lit, pour ne pas tomber; mais, si on lui ferme les yeux, immédiatement il vacille, tremble, et si on ne le retenait pas, il tomberait. Pendant qu'il est dans la station verticale, si on engage un infirmier à lui monter sur les épaules, il le porte fort bien; mais sitôt que le malade ferme les yeux, il ploie et tombe.

Quand on le fait marcher, un infirmier lui donnant le bras, on voit que les mouvements ne s'exécutent pas avec concordance, surtout les mouvements du deuxième temps. Ainsi la flexion de la cuisse sur le bassin se fait bien; mais la jambe ne se fléchit qu'imparfaitement contre la cuisse; on voit qu'il existe de la roideur. Quant au pied, il reste dans l'extension; aussi voit-on, dans ce dernier temps de la marche, par suite de ce défaut de flexion dans le membre inférieur, la jambe et le pied rester à peu près dans l'extension, et, par suite, être rejetés au dehors. En outre, il frappe fortement le sol avec le talon. Si on lui dit de fermer les yeux, la marche devient complétement impossible.

Les membres inférieurs exécutent des mouvements désordonnés; le malade les lève, puis les laisse retomber lourdement sur le sol dans les positions les plus variées: aussi est-on obligé de le soutenir pour l'empêcher de tomber.

La sensibilité générale est parfaitement conservée, que les yeux soient ouverts ou fermés; quant à la sensibilité tactile, elle ne paraît émoussée qu'au niveau de la plante du pied.

Depuis quelque temps, le malade n'éprouve pas de douleurs; quand celles-ci surviennent, il remarque que son pied droit est ramené en dedans et contracturé, et ne revient dans l'état normal que lorsque la douleur a disparu; d'après ce qu'il nous dit, il semble que ce phénomène est dû à la contraction du muscle jambier antérieur.

La parole est facile, nette, le sens de l'ouïe et de l'odorat sont intacts. Le sens de la vue est affaibli, le malade est presbyte; les pupilles sont petites, à peine contractées, régulières.

Les autres organes ne présentent aucune altération. Les bruits du cœur sont normaux, peut-être un peu plus précipités que dans l'état normal ; pas de bruits anormaux.

Rien de particulier sur le trajet de la colonne vertébrale. Depuis six ans, le malade se plaint d'une impuissance complète, à peine a-t-il à de très-rares intervalles une ou deux érections par an, et encore celles-ci ne sont-elles jamais suivies d'éjaculation ; du reste, pas de pertes séminales. Les organes génitaux, d'un volume normal, ne sont le siége d'aucune altération.

L'urine est normale, ne contient ni sucre ni albumine. Le tube digestif paraît intact ; appétit assez prononcé ; selles normales.

4 pilules de Vallet ; douche froide en jet, bains sulfureux alternativement un jour l'un un jour l'autre.

Le malade quitte l'hôpital le 30 juillet 1861, dans le même état qu'à son entrée ; le traitement ne l'a amélioré en rien, la maladie semble plutôt avoir fait des progrès.

Le soin avec lequel cette observation a été recueillie nous fait lui attacher beaucoup d'importance.

J'appellerai aussi l'attention sur les faits qui résultent de l'observation suivante, prise, comme celle qui précède, dans le service de M. Tardieu ; elle nous a été donnée par notre collègue et ami M. Olivier.

OBSERVATION III.

D..... (Benoît), mécanicien, âgé de 42 ans, est entré, le 3 décembre, à l'hôpital de Lariboisière, dans le service de M. Tardieu, salle Saint-Vincent, n° 20. N'ayant pas été vacciné, il eut la variole à 14 ans. Son métier, quoique pénible, ne le fatiguait pas, et sa santé ne présenta aucun dérangement jusqu'à l'âge de 28 ans. A cette époque, il contracta un chancre du gland, dans le voisinage du méat. Cautérisation et traitement pendant trois mois, au moyen de pilules sur la nature desquelles il ne peut donner de renseignements précis. Postérieurement, pas de syphilides, pas d'alopécie, pas de maux de gorge.

Au mois d'octobre 1854, étant allé en vendanges, il fut pris subitement dans la jambe de douleurs qu'il compare à des coups de couteau. Ces douleurs durèrent plusieurs heures ; elles n'étaient pas continues, mais revenaient par secousses pendant une demi-minute chaque fois.

On dut le transporter chez lui.

Le lendemain, les mêmes douleurs reparurent aussi intenses que la veille, et siégeant tantôt dans un membre et tantôt dans l'autre. Il put cependant reprendre ses occupations, tout en étant obligé de les interrompre parfois pendant un ou deux jours. Il prit 70 bains qui n'amenèrent aucun changement dans son état.

En 1859, il s'aperçut qu'il ne sentait plus sa jambe ni son pied droit. Une épingle enfoncée dans la peau ne provoquait aucune douleur. Son urine s'écoulait sans qu'il en eût conscience. En marchant, il ne sentait pas le sol. Il lui arriva, par exemple, de perdre un de ses souliers, et de faire pied nu, sans s'en douter, un trajet assez long, par un temps humide et boueux.

Cette anesthésie cessa au bout de deux ans environ, sous l'influence des bains sulfureux. L'incontinence des urines n'avait duré que deux ou trois mois; pas de pertes séminales bien marquées.

Depuis le début de sa maladie, les érections ont diminué de plus en plus; elles ont disparu complétement depuis six mois.

C'est alors qu'ont paru des troubles du côté des yeux.

A droite, prolapsus de la paupière supérieure, puis strabisme externe.

A gauche, léger degré de strabisme externe; vision un peu affaiblie, mais pas de diplopie.

Jamais il n'eut de paresse du rectum.

Le malade a encore son père et sa mère, tous deux âgés de 72 ans, et d'une très-bonne santé. Il a un frère et une sœur également bien portants.

État actuel. Tempérament lymphatique ; masses musculaires assez bien conservées ; prolapsus de la paupière droite ; strabisme externe et dilatation considérable de la pupille du même côté. Un peu de strabisme externe à gauche ; rien du côté de l'olfaction ni du goût. Parfois bourdonnements d'oreille qui durent vingt minutes. Anesthésie des deux jambes et des deux pieds, surtout à la face plantaire ; la sensibilité est conservée aux cuisses et à la partie antérieure de l'abdomen ; elle est diminuée au thorax et aux membres supérieurs. Tout le corps présente un certain degré d'analgésie. Une allumette enflammée, posée sur sa cuisse, lui donne seulement la sensation d'une piqûre ; il sent très-bien la glace et un fer un peu chaud, mais les yeux fermés, il ne peut les distinguer l'un de l'autre. Sentiment d'activité musculaire intacte. Le malade, les yeux toujours fermés, a parfaitement conscience des mouvements de flexion, d'extension, d'abduction et d'adduction qu'on imprime à un de ses membres. Quand on lui dit d'exécuter un de ces mouvements, il le fait avec assez de précision. Sensibilité musculaire diminuée. Les forces sont plus grandes qu'on ne le croirait au premier abord ; ainsi le malade, s'aidant de ses mains pour prendre un point d'appui, peut porter sur ses épaules un des infirmiers de la salle. Quand on essaye de lui fléchir la jambe, on ne peut y réussir ; la main droite serre un peu moins que la gauche ; irritabilité musculaire conservée ; la marche est toujours vacillante ; la jambe est projetée en dehors, mais à un degré moindre qu'autrefois ; les yeux fermés, le malade sent le sol, mais il chancelle et tombe. Ses membres lui paraissent plus légers. Aucun trouble fonctionnel dans les appareils de la digestion et de la circulation.

Parfois le malade est pris de quintes de toux, auxquelles succède un accès de suffocation, qui l'oblige à se précipiter à la fenêtre pour respirer. Depuis quelques temps, après une station verticale, même peu prolongée, il éprouve, sans toux, un accès de suffocation, avec inspiration sifflante. Ces accès ne durent que quelques secondes. L'auscultation et la percussion du thorax ne révèlent rien d'anormal.

La miction est régulière ; le sens générique complétement aboli.

Sous l'influence des bains sulfureux, de l'iodure de potassium, de la salsepareille et des toniques, il y a eu un peu d'amélioration dans l'ensemble des symptômes.

Enfin nous donnerons une dernière observation, due à notre ami, M. le Dr Sergent, et qui a été rédigée pendant son internat dans le service de M. Oulmont.

OBSERVATION IV.

(Hôpital Lariboisière, salle Saint-Charles, n° 21, service de M. Oulmont.)

Ataxie locomotrice progressive.

C..... (Nicolas), âgé de 30 ans, sellier, né à Sainte-Marie-aux-Mines, est entré le 25 février.

Cet homme est de taille moyenne et présente une bonne constitution ; il a toujours joui d'une excellente santé jusqu'au mois d'avril 1859. Dans son enfance, il n'eut aucune maladie grave ; à 16 ans, il fut atteint d'un chancre, dont il fut traité par M. Puche à l'hôpital du Midi. Il prit pendant quelque temps des pilules, sortit parfaitement guéri et ne vit rien apparaître depuis cette époque. Il a un frère, plus fort que lui, bien portant. Sa mère a succombé à une attaque d'apoplexie vers l'âge de 65 ans ; elle avait un caractère vif, mais ne fut atteinte d'aucune névrose. Le père de notre malade vit encore et jouit d'une bonne santé.

C..... (Nicolas) n'habite Paris que depuis six ans ; il est marié depuis quatre ans, n'a eu qu'un enfant, qui mourut de la phthisie pulmonaire à l'âge de 4 ans. Il se nourrit bien, mais il a habité pendant six mois un logement bas, humide, et privé de soleil ; c'est à cette époque qu'il vit débuter la maladie dont il est atteint aujourd'hui. D'ailleurs il a toujours mené une vie régulière ; il faut noter chez lui l'existence d'un caractère violent.

Il y a deux ans, au mois d'avril 1859, pendant qu'il dirigeait un atelier et habitait une chambre malsaine, il ressentit des maux de tête qui revenaient tous les jours. Ces maux de tête commençaient dans la journée après le premier repas et disparaissaient pendant la nuit ; ils étaient caractérisés par une douleur frontale continuelle, et ne s'accompagnaient pas de vomissement. Il y avait trois mois que ces céphalalgies duraient, quand la vue s'affaiblit d'une façon sensible : un brouillard s'interposait entre l'œil et les objets, et il y avait diplopie. Le malade ne pouvait plus lire le journal ; quand il voulait voir un objet simple, il était obligé de fermer un œil ou d'incliner la tête de façon à ne regarder que d'un œil. On peut présumer, d'après ces renseignements, qu'il y avait à la fois amblyopie et diplopie. Cette altération de la vision a duré un mois ; elle a reparu après six mois d'intervalle, et cette fois elle a persisté plus longtemps (pendant deux mois environ).

Dans le temps qui a séparé les deux attaques d'amblyopie, les céphalalgies ont été plus fortes ; puis elles ont disparu après la seconde attaque, mais progressivement. Aux douleurs de tête ont succédé immédiatement d'autres douleurs qui partaient, rapides comme l'éclair, de la région lombaire et s'irradiaient dans les cuisses et les jambes ; elles s'accompagnaient de crampes dans les mollets. C'est alors qu'il remarqua une certaine gêne dans la marche et une maladresse qui ne lui était pas habituelle.

Ainsi il ne pouvait se tenir debout pendant quelque temps sans osciller, et marcher sans jeter fortement la jambe en avant et frapper le sol avec le talon. S'il voulait monter sur un trottoir, il s'arrêtait et levait la jambe avec effort à une hauteur toujours trop grande. Il s'apercevait aussi que ses pieds devenaient insensibles ; il ne sentait pas le sol d'une façon nette, et il lui semblait souvent marcher sur un objet élastique.

D'un autre côté, l'attention du malade fut attirée par une diminution de la sensibilité des deux doigts annulaires et des deux pouces. La préhension devenait difficile: il ne saisissait qu'avec peine les petits objets, ou, voulait-il prendre quelque chose après avoir regardé, il lui arrivait souvent de serrer la main et de la ramener vide.

A part ces troubles de la locomotion et de la sensibilité, les autres fonctions étaient conservées: bon appétit, nutrition complète, sommeil. Il n'y avait qu'une diminution dans l'activité de la fonction de la génération: éjaculations difficiles et érections rares. Il existait une constipation habituelle.

Tel était l'état du malade, il y a neuf mois, lorsqu'il se décida à entrer à l'hôpital Saint-Louis. On lui prescrivit des frictions avec l'alcool camphré et des bains sulfureux. Pendant son séjour, qui a duré de deux à trois mois, il vit sa maladie augmenter et prendre des proportions inquiétantes: mouvements désordonnés des jambes, oscillation du tronc sur le bassin, nulle solidité sur les membres et chutes fréquentes, préhension très-difficile. A ce moment, se montrent pour la première fois des douleurs lancinantes sur le trajet de la colonne vertébrale et dans les parois thoraciques.

Le malade sort, et entre à l'hôpital de la Charité; il prit de l'iodure de potassium et des bains sulfureux. Il fut atteint d'une dysentérie qui dura une quinzaine de jours. Il fit un séjour d'un mois, et la maladie avait plutôt augmenté que diminué: un phénomène nouveau se montra, c'est une grande rapidité dans l'éjaculation.

Il entre dans le service de M. Hérard, où il fut traité par des frictions et des douches; une amélioration sensible a été produite par ce traitement. Séjour, un mois.

Le malade se présente à la consultation le 25 février, et il est admis. Voici son état actuel.

Sensibilité. La vue est normale et ne présente aucun signe de l'affaiblissement signalé au début de la maladie.

La pulpe des doigts est presque insensible au toucher, mais non à la douleur. Au dire du malade, les deux doigts annulaires, puis les pouces, se font remarquer par une insensibilité plus grande.

Les orteils et le talon présentent une insensibilité un peu moins considérable que les doigts. La jambe et toute la cuisse offrent ce même phénomène. Ainsi le malade ne sent rien quand on touche la jambe, la cuisse, les pieds, les mains et les avant-bras. Dans la nuit, il lui arrive quelquefois de chercher ses jambes, et c'est avec beaucoup de peine qu'il parvient à les distinguer; la même chose a lieu pour les membres supérieurs.

Malgré l'absence ou la diminution de la sensibilité tactile, la peau est accessible à un certain nombre d'impressions. Ainsi le malade a conservé la faculté de percevoir les sensations de chaleur, de froid, de douleur, non de pression.

Il existe des douleurs lancinantes et très-rapides le long de la colonne vertébrale et dans les parois du tronc; parfois ces douleurs changent de caractère, et elles se traduisent par la sensation d'un coup violent porté sur la poitrine. Elles n'ont rien de régulier dans leur marche; elles se montrent tous les deux ou trois jours, deux fois par semaine environ, ne sont pas continuelles, durent douze ou quatorze heures et disparaissent habituellement pendant la nuit.

Locomotion. Les mouvements sont désordonnés, mais sont énergiques; il n'y a aucune paralysie. Ainsi le malade serre avec force, fait mouvoir librement les jambes et les membres.

Le désordre dans les mouvements imprime une singulière physionomie à la marche. Lorsque le malade veut marcher, il relève et roidit fortement le tronc pour donner un point d'appui solide au bassin, puis les yeux fixés sur les jambes; il contracte violemment les extenseurs de la cuisse et de la jambe, et projette avec force et loin le membre, qui retombe lourdement sur le talon et la plante du pied. Au moment où les extenseurs se contractent, le bassin attiré en avant bascule en arrière, et, de cette oscillation du bassin, il en résulte moins de solidité dans la station.

Comme aux membres inférieurs, la contraction musculaire est énergique aux membres supérieurs et dépasse presque toujours le but proposé : que l'on commande au malade de porter la main à la bouche ou à l'oreille, il ira plus haut ou plus bas. De même si l'on commande au malade de ramasser un petit objet, il ne rapproche pas suffisamment les doigts parce qu'il craint de passer au-dessous ou à côté de l'objet, ou il rapproche vivement le pouce et l'index et il ne saisit rien.

La vue guide beaucoup dans les mouvements ; les yeux étant fermés, le malade fait des enjambées considérables ou jette ses jambes en dehors et tomberait inévitablement si on ne le soutenait. De même, s'il ferme les yeux, il manque souvent l'objet qu'il se propose de saisir et il ignore même s'il tient quelque chose. Toutefois il a parfaitement conscience du mouvement qu'il exécute. Il peut à volonté faire tel acte qu'on demande, mais avec moins de régularité lorsqu'il n'est pas aidé par la vision.

Le malade, suivant ses expressions, n'est pas maître de ses mouvements une fois commencés, mais il n'a aucun tremblement.

Nutrition. La nutrition est bonne ; les muscles sont accusés et bien nourris.

Fonction digestive. Appétit et digestions faciles.

Génération. Érections rares, éjaculation très-rapide.

Facultés intellectuelles. Intactes.

Traitement. Douches froides tous les jours, frictions avec liniment ammon. camphré.

Amélioration.

On voit dans les observations qui précèdent que les troubles portent sur deux points principaux, savoir : la *motilité* et la *sensibilité*. Étudions successivement les troubles de l'une et l'autre espèce.

Troubles de la motilité.

Ces troubles consistent dans le défaut de coordination des mouvements, dans la *déséquilibration,* suivant l'expression même employée par M. le professeur Bouillaud (1). Ils doivent être étudiés pendant la marche et la station.

Rien n'est plus caractéristique que la marche d'un ataxique, rien n'est plus capable de frapper l'attention du médecin. Elle permet de reconnaître l'affection dont le malade est atteint, à la seule inspection de la démarche, et sans qu'il soit, pour ainsi dire, besoin de procéder à un plus ample examen. Tandis que l'on voit les paraplégiques jeter en avant, dans la marche, leur membre inerte, par un mouvement violent du tronc, qu'on voit, dis-je, le même membre osciller quelque temps et retomber brusquement à terre : chez les ataxiques au contraire, les mouvements coordonnés de la marche sont tout à coup ou interrompus ou exagérés, la jambe suit les directions les plus opposées, par l'effet de contractions musculaires énergiques. Il arrive quelquefois que ces mouvements sont si désordonnés, qu'il est impossible au malade de faire un pas, s'il n'est soutenu par deux aides. Le plus souvent un seul point d'appui lui suffit, tel qu'une canne; mais ces contractions violentes sont très-fatigantes pour les malades, et après quelques pas, ils sont obligés de se reposer avant de pouvoir reprendre leur marche.

La station debout, sur les deux pieds, peut-être obtenue chez quelques sujets, il leur est possible de rester un certain temps en équilibre; mais bientôt, s'ils ne trouvent a proximité un point d'appui, on les voit chanceler et tomber.

D'autres individus atteints de la même maladie ne peuvent parve-

---

(1) Voir p. 11.

nir à garder cet équilibre sans s'appuyer sur quelque chose, et lorsque cet appui vient à leur manquer, ils tombent aussitôt.

Lorsque le malade est couché, tantôt il peut déplacer les membres inférieurs et leur faire occuper toutes les positions qui lui sont indiquées par le médecin ; tantôt il lève les membres abdominaux avec tant de violence et de brusquerie, que ceux-ci viennent soit à droite, soit à gauche, au delà des limites assignées, et on a vu des malades si peu maîtres de leurs mouvements qu'ils allaient frapper le visage de l'observateur.

Ce dernier caractère s'est rencontré à un degré très-remarquable chez un malade qui a fait le sujet de l'observation suivante que nous avons recueillie dans le service de M. le Dr Barth.

OBSERVATION V.

M..... (Auguste), âgé de 37 ans, entre, le 2 décembre 1861, dans le service de M. Barth, n° 24 de la salle Sainte-Madeleine.

Parents en bonne santé, blennorrhagies fréquentes, chancre non induré, pas d'accidents secondaires, bonne santé habituelle. Il y a deux ans, trouble de la vue de l'œil gauche, le malade ne distingue plus les lettres ; lorsqu'on lui présente un livre imprimé il ne distingue que des lignes noires; de plus, sa paupière du même côté ne peut se relever. Le malade alla consulter M. Desmarres, qui le traita par l'iodure de potassium, et quatre mois après d'un traitement assidu les symptômes disparaissaient.

Il ne faut pas oublier que ces troubles de la vision avaient été précédés de douleurs très-vives dans les membres inférieurs, douleurs térébrantes, revenant par accès, et qui faisaient cruellement souffrir le malade. Rien du côté de la locomotion.

En juin 1861, le malade, après une longue course à la grande chaleur, dormit pendant plusieurs heures sur le sol qui était humide; le lendemain il éprouvait des fourmillements dans la jambe gauche, puis dans la droite, et enfin, en juillet, les premiers symptômes se montraient aux membres supérieurs.

En novembre le malade ne pouvait plus marcher; en décembre il entrait à l'hôpital.

Voici dans quel état nous le trouvons le 22 janvier 1862 :

La peau a conservé sa sensibilité, même à la plante des pieds; pas d'atrophie musculaire; lorsque l'on prie le malade de lever la jambe étant couché, il fait un violent mouvement musculaire, et la jambe s'élève tantôt à droite, tantôt à gauche; le malade sent lui-même qu'il est impuissant à diriger sa jambe dans la position qu'il veut lui donner. Ces phénomènes se produisent les yeux ouverts ou fermés. La marche est impossible, et même, dans la station, l'équilibre ne peut être obtenu qu'en prenant un point d'appui.

Il faut déployer une grande force pour fléchir, contre la volonté du malade, la jambe sur la cuisse.

La perte de la vue ne modifie pas les symptômes.

Pour les membres supérieurs la sensibilité est conservée ainsi que les mouvements ; mais c'est avec beaucoup de peine que le malade ramasse une épingle, et lorsqu'on lui fait saisir des objets dans un sac, il lui est impossible de dire s'il tient quelque chose entre ses doigts; pour exécuter cette manœuvre il faut qu'il regarde l'objet qu'il veut saisir.

Il y a de la gastralgie;

Rien du côté de la poitrine;

Constipation.

Le malade subit un traitement par l'iodure de potassium.

Nous n'avons encore considéré que le défaut de coordination des membres inférieurs, les mêmes symptômes peuvent se montrer dans les membres supérieurs et même atteindre ceux-ci à l'exclusion des membres abdominaux ; nous donnerons comme exemple l'observation suivante (1) :

(1) Observation de M. Vernay, voir l'historique.

OBSERVATION VI.

M. C....., âgé de 53 ans, tempérament sanguin, forte constitution, issu de parents parvenus à un âge très-avancé, traité, à l'âge de 21 ans, pour une maladie vénérienne, ayant eu des syphilides; à l'âge de 30 ans, un rhumatisme articulaire aigu, n'ayant jamais abusé du vin ni des femmes; marié. Profession : garçon de ferme, puis voyageur de commerce.

Peu de temps avant l'invasion de la maladie actuelle, la maison qui l'occupait fit faillite, il perdit son emploi; puis, pour comble de malheur, son fils, âgé de 19 ans, mourut subitement.

Au commencement de 1838, il s'aperçut que ses mains perdaient leur sensibilité tactile, qu'il ne pouvait plus écrire; il devint d'une maladresse telle, qu'il fut bientôt incapable de remplir son emploi.

Ce fut le 10 décembre 1860 que nous le vîmes pour la première fois à l'Hôtel-Dieu. Nous diagnostiquâmes une ataxie locomotrice ; il était déjà à peu près ce qu'il est aujourd'hui.

Il sortit de l'Hôtel-Dieu après un séjour de quatre mois. Bientôt après, il contracta une diplopie qui lui faisait voir, lorsqu'il regardait en face, deux figures superposées ; il y eut en même temps affaiblissement de la vue. C'est dans cet état que nous le vîmes dans notre service le 8 février 1861 ; il y resta jusqu'au 10 mai suivant. A cette dernière date, la diplopie avait presque cessé ; il se plaignait seulement que, lorsqu'il descendait l'escalier, les marches qui forment des parallélogrammes allongés lui paraissaient triangulaires, comme si la moitié du côté gauche eût manqué ou se fût portée sur l'autre moitié. Ceci n'avait plus lieu quand il fermait un œil, ni quand, au lieu de descendre, il montait l'escalier.

Sauf cette diplopie qui n'existe plus, le malade offre aujourd'hui le même ensemble de symptômes qu'en 1858, 1859 et 1860. Ces symptômes se rattachent à deux maladies distinctes : l'anesthésie et l'ataxie locomotrice des membres supérieurs.

Voyons d'abord l'anesthésie. Elle est presque complète aux mains, et diminue à mesure qu'elle remonte à la racine des membres supérieurs. La sensibilité tactile est tellement obtuse, qu'il distingue à peine par le toucher un couteau d'une pièce de monnaie. Quand il plonge la main dans sa poche pour prendre son mouchoir, il lui arrive parfois de saisir son pouce au lieu de son mouchoir, entre l'index et le médius, et de ne s'apercevoir de son erreur qu'en la voyant.

La sensibilité musculaire, qu'on a distinguée de la sensibilité cutanée, continue d'exister chez ce malade ; la preuve, c'est qu'il a conservé le pouvoir d'exécuter des mouvements volontaires avec ses doigts dans l'obscurité, ce qui n'a pas lieu quand cette sensibilité musculaire est abolie.

Pour l'ataxie, si vous faites exécuter à ce malade des mouvements simples, comme la flexion ou l'extension des doigts, vous remarquerez seulement de la difficulté, de l'effort dans ces mouvements ; mais l'ataxie est frappante dans les mouvements complexes, dans ceux, par exemple, qui exigent l'action simultanée des fléchisseurs des doigts et des interosseux adducteurs, comme lorsqu'il s'agit de saisir sur la table un objet d'un petit volume, ou bien de rapprocher simplement la pulpe des doigts en forme de cône, ou bien de tenir la plume, ou bien de se boutonner. Ce dernier acte surtout provoque des efforts discordants à faire pitié.

J'ai dit que le malade saisissait parfois son pouce dans sa poche au lieu de son mouchoir ; cette erreur est le fait de l'anesthésie. Mais, quand ses yeux lui ont montré l'erreur qu'il a commise, il ne lui est pas facile de dégager ce pouce serré entre l'index et le médius ; il faut pour cela plusieurs secondes d'efforts, quelquefois même il est obligé de se dégager avec l'autre main. C'est encore une particularité de cette maladie : une fois produite, elle acquiert une fixité et (c'est le cas d'utiliser ici la propriété musculaire imaginée par Barthez) une force de situation fixe qui ajoute à la difficulté des mouvements.

Aucune ataxie des membres inférieurs ni au tronc; mais seulement une rigidité un peu douloureuse lorsque le malade fait les premiers pas, mais qui ne tarde pas à disparaître en marchant.

Fonctions de la vessie et du rectum intactes; fonctions génitales au contraire à peu près abolies, et cela depuis le début de la maladie.

Outre l'ataxie, la diplopie, notre malade offre aussi le troisième signe caractéristique de M. Duchenne : les douleurs térébrantes.

Tant qu'a duré la diplopie, il éprouvait de fortes douleurs tout autour de la base du crâne et à la nuque; ces douleurs sont bien moindres aujourd'hui. L'intelligence, la parole et la mémoire, sont toujours restées intactes.

Comme le fait très-bien remarquer M. Vernay, c'est surtout dans les mouvements complexes de la main et de l'avant-bras que l'on rencontre, au plus haut degré, les troubles de la coordination.

Cette incoordination des mouvements peut aussi atteindre les autres muscles de l'économie; d'après M. Hipp. Bourdon, aucun ne serait à l'abri, et nous avons vu (1) que M. Bouillaud rapportait les troubles de la parole des paralytiques généraux à une ataxie des mouvements de la langue. M. le Dr Bourguignon a observé dans son établissement hydrothérapique, à Bellevue, un malade chez lequel les muscles de la face avaient été frappés d'ataxie. Enfin, chez le malade qui fait le sujet de l'observation 3, on a observé une incoordination toute spéciale des muscles du larynx, qui produisait un spasme fort remarquable.

La vue exerce une grande influence pour modifier ou atténuer les phénomènes que nous venons de décrire. Ainsi, tandis que la plupart des ataxiques peuvent encore marcher, ou se tenir debout en équilibre, avec ou sans point d'appui, aidés de la vue, ils vacillent, chancellent et tombent lorsqu'on leur ferme les yeux.

---

(1) Page 11.

Pendant la nuit, ils ne peuvent faire un pas pour gagner leur lit, ils sont forcés de se traîner, de ramper pour ainsi dire ; s'ils sont pris par l'obscurité au milieu d'une route, ils ne peuvent avancer et se trouvent dans la nécessité de s'étendre à terre.

Quoi de plus étonnant que de voir un homme qui, debout, peut supporter sur les épaules un poids considérable, qui est capable de porter un autre homme, comme l'a fait remarquer M. le professeur Trousseau ; de voir, dis-je, ce même homme, dès qu'on lui tient les yeux fermés, tomber impuissant à soutenir son propre corps.

Au milieu de tous les désordres qu'amène l'ataxie locomotrice, chose remarquable, la force musculaire reste intacte : ainsi, debout et en équilibre on peut faire porter, comme je viens de le dire, des poids considérables à un ataxique ; couché, c'est à grand'peine que l'on parvient à fléchir sa jambe contre sa volonté. Dans les ataxies des membres supérieurs la main du malade peut serrer avec force celle que lui présente le médecin.

M. Duchenne (de Boulogne) a employé pour mieux mesurer l'étendue de cette conservation de la force musculaire un dynamomètre spécial auquel il a donné le nom de réomètre et qu'il a décrit dans son travail sur l'ataxie (1).

On rencontre cependant des cas où cette force musculaire est sensiblement diminuée chez les malades d'un seul côté ou des deux côtés. Nous citerons comme exemple les observations 2 et 3, où la force musculaire était beaucoup plus faible à droite qu'à gauche.

Les muscles se contractent toujours énergiquement sous l'influence de l'électricité.

De l'exposé qui précède, on peut conclure que les troubles de la motilité dans l'ataxie locomotrice se résument en deux caractères distinctifs :

---

(1) *Archives générales de médecine*, janvier 1859.

Incoordination des mouvements.

Intégrité de la force musculaire.

Troubles de la sensibilité.

Ces troubles sont très-nombreux ; ils portent soit sur la sensibilité cutanée, soit sur les organes des sens, soit sur un sens spécial dont le nom a été depuis peu introduit dans la science et que l'on appelle *sens d'activité musculaire.* Nous nous arrêterons sur chacun de ces troubles en particulier.

Sensibilité cutanée. Les altérations de la sensibilité cutanée que l'on rencontre dans l'ataxie locomotrice progressive portent sur le sens du toucher, sur celui de la douleur, enfin sur le sens de la température.

Dans le plus grand nombre des cas, les ataxiques éprouvent une diminution plus ou moins considérable du sens du tact, ils sont anesthésiques, c'est ce que l'on peut voir dans les observations que nous avons données au commencement de cet article, excepté dans l'observation 2, où le tact était conservé. Cette anesthésie se montre aux pieds et aux mains, mais plus fréquemment à ce dernier membre. Le malade ne peut décrire un corps au seul toucher ; lorsqu'il plonge sa main dans un sac et qu'il ne peut par conséquent s'aider de la vue, il ne saurait dire s'il ramène ou non quelque chose : il ne peut saisir les objets d'un petit volume.

De même pour les pieds, le malade ne sent pas le sol sur lequel il marche, la vue seule lui indique que son pied touche à terre ; aussi presque tous les ataxiques marchent-ils les yeux fixés à leurs pieds, suivant attentivement les mouvements qu'exécutent leurs membres inférieurs.

En général, cette abolition de la sensibilité suit une marche progressive comme la maladie, elle commence par les extrémités inférieures des membres et tend à gagner leur racine ; il est des cas, comme celui de l'observation 4, où l'anesthésie s'est montrée dès le début à un tel degré que le malade ne sentait plus ses membres inférieurs.

La sensibilité tactile est non-seulement diminuée, mais encore elle est pervertie, les malades éprouvent des fourmillements dans les pieds et les mains; lorsqu'ils marchent ils perçoivent la sensation d'un corps interposé entre le sol et la plante du pied, tantôt celle d'un tapis, tantôt celle du coton, d'autres fois encore celle que produirait un corps élastique.

Ces symptômes ne se rencontrent pas ordinairement au même degré aux deux côtés du corps à la fois, tantôt c'est le côté droit qui est le plus anesthésié, tantôt c'est le gauche.

La perte du sens douleur, l'analgésie, est loin d'être aussi fréquente que la perte du sens du toucher. Ainsi, dans les quatre premières observations, deux fois seulement il a été atteint. Mais au lieu d'être diminué, le sens de la douleur peut être augmenté, bien que rarement on ait noté l'hyperesthésie. L'observation suivante en offre un exemple.

OBSERVATION VII.

Le nommé Ch. L....., âgé de 58 ans, né à Château-Giron, menuisier, entre, le 16 décembre 1860, à l'hôpital Lariboisière; il est couché au n° 8 de la salle Saint-Charles (service de M. Oulmont).

Pas de maladies dans sa jeunesse; blennorrhagie, induration des ganglions de l'aine à l'âge de 20 ans. Excellente santé habituelle; jamais d'excès de boisson ni de femmes.

Père et mère morts à un âge peu avancé d'une maladie de poitrine.

En 1834, accidents graves survenant à la suite de contusions violentes par une chute de plusieurs barriques de sardines.

En 1856, apparition des douleurs lancinantes, térébrantes, dans la tête, puis dans les jambes; les variations de température augmentaient l'acuité de ces douleurs.

En même temps, diminution dans la sensibilité tactile des membres inférieurs, le malade sent un corps étranger interposé entre ses pieds et le sol.

Depuis, faiblesse dans les membres inférieurs, marche pénible, chutes fréquentes ; pendant la nuit, impossibilité de faire un pas.

La vue et l'ouïe se sont sensiblement affaiblis dès le début de la maladie.

Traité sans succès, à l'hôpital de Rennes, pour une affection chronique de la moelle ; vésicatoire, raies de feu.

Les phénomènes que l'on observe aujourd'hui sont les suivants :

Vue affaiblie, chute de la paupière gauche.

Membres inférieurs. Pas d'atrophie des muscles des membres inférieurs. A droite, sensibilité éteinte ; à gauche, hyperesthésie ; la moindre piqûre réveille de grandes douleurs ; sens de la température sensiblement diminué.

Pendant la marche, le malade projette les jambes dans différentes directions ; il ne sent pas le sol sur lequel il marche les yeux fermés ; chute immédiate, même lorsque le malade n'essaye pas de marcher.

Il y a un an, lorsqu'il était employé aux Messageries, il ne pouvait monter à l'échelle ; toujours sa jambe allait en dehors de l'échelon sur lequel devait poser le pied. Lorsqu'il descendait un escalier, la vue seule lui apprenait que son pied avait rencontré une marche. Lorsque l'on veut fléchir la jambe sur la cuisse, il faut employer une grande force.

Membres supérieurs. Sens. Température sensiblement affaiblie ; tact conservé à gauche ; le malade ne peut ni saisir ni sentir une épingle. Les yeux fermés, il ne peut prendre son verre à boire. Pas d'érection.

L'appétit longtemps conservé est devenu capricieux depuis un ou deux mois ; digestions bonnes, constipation habituelle ; urines ne contenant ni albumine ni sucre ; envies fréquentes d'uriner ; douleurs assez vives pendant la miction.

Quant à la faculté de sentir le chaud ou le froid, elle est le moins fréquemment atteinte. Parmi les faits qui ont été cités, l'observation 3 seule montre une diminution notable du sens de la température.

Ainsi, en résumé, les altérations de la sensibilité cutanée sont par ordre de fréquence :

1° *La perte ou la perversion du sens du toucher;*

2° *La diminution et quelquefois l'augmentation du sens douleur;*

3° *Enfin le plus rarement la perte de la sensation du chaud ou du froid.*

Organes des sens. Dans l'ataxie locomotrice les fonctions des organes des sens peuvent être troublées. Le sens le plus souvent frappé est celui de la vision. Sur 20 faits recueillis par M. Duchenne, les troubles de la vision n'ont manqué que trois fois, ils se montrent généralement au début de la maladie.

Les accidents du sens de la vue commencent le plus souvent par la paralysie de la sixième paire (moteur oculaire externe) (obs. 1, 2, 4), après vient la paralysie de la troisième paire (moteur oculaire commun) (obs. 3). Enfin la rétine et le nerf optique peuvent aussi être atteints. M. Alph. Desmarres, qui a bien voulu, à notre prière, examiner à l'ophthalmoscope quelques malades atteints d'ataxie locomotrice, n'a constaté dans certains cas aucun trouble dans le fond de l'œil ; dans d'autres, au contraire, il a reconnu des lésions qui consistent en une atrophie plus ou moins considérable de la papille du nerf optique.

Ces troubles de la vue ont une grande importance et se montrent toujours soit au début, soit à une époque avancée de la maladie. Quelquefois ils disparaissent au bout de quelque temps pour reparaître à un ou deux ans d'intervalle ; aussi M. le professeur Trousseau, dans ses leçons cliniques sur l'ataxie locomotrice, a-t-il appelé l'attention des praticiens sur ces troubles de la vue, survenant sans cause appréciable, en faisant remarquer combien il est important de se tenir en garde contre la possibilité de l'apparition plus ou moins prochaine des symptômes propres à l'ataxie : ainsi, dans l'observation 5, nous voyons les troubles de la coordination survenir deux ou trois ans après une paralysie du nerf moteur commun du côté gauche.

Les fonctions de l'ouïe peuvent aussi être le siége de troubles, mais on les rencontre beaucoup plus rarement que ceux de la vue (voir les observations 1 et 7 *bis*).

Quant aux troubles du goût et de l'odorat, aucune des observations que nous avons vues ne les constate, et nous sommes amené à penser que s'ils existent, ce n'est que très-exceptionnellement.

Sens d'activité musculaire. Nous avons à traiter maintenant une partie fort délicate de l'étude de l'ataxie; je veux parler de l'action de cette maladie sur le sens d'activité musculaire.

Pour certains auteurs, MM. Landry, Marcé, Monneret, l'ataxie locomotrice est considérée comme une simple paralysie du sens musculaire; d'après MM. Duchenne (de Boulogne) et Trousseau, il y aurait, au contraire, une différence tranchée entre les désordres observés chez les ataxiques et ceux produits par la perte du sens musculaire.

Mais, avant d'aller plus loin, il est utile d'entrer dans quelques détails sur ce qu'on appelle le sens d'activité musculaire.

Indépendamment des trois modes de perception de la sensibilité générale, sens du tact, sens douleur, sens température, les muscles possèdent une quatrième espèce de sensibilité qui permet à l'individu de juger d'une part la résistance qu'il doit opposer pour obtenir un effet déterminé; d'autre part, de règler la contraction de ses muscles; cette sensibilité spéciale, comme le dit fort ingénieusement M. Landry, joue à peu près, dans l'économie, le rôle attribué en mécanique au dynamomètre (1).

(1) *Moniteur des hôpitaux*, années 1859, p. 549.

Cette propriété des muscles, déjà entrevue par M. Darwin (1), a été décrite par Charles Bell, à qui elle doit son nom de *sens musculaire;* cet illustre physiologiste a cité, dans le développement de ses idées sur le sens musculaire, des faits cliniques d'une haute importance (2).

Ce sens n'a pas été admis dès le principe. Belfied-Lefèvre est venu le premier appuyer les vues de Bell (3); Gerdy, dans un ouvrage sur les sensations, a reconnu aux muscles la même propriété et lui a donné le nom de *sensation d'activité musculaire* (4).

En 1851, M. Landry a fait paraître un travail fort important sur le même sujet (5).

Enfin en 1853, 1854, M. Duchenne (de Boulogne) (6) fit de nouvelles recherches sur le sens d'activité musculaire, il crut devoir joindre à ce sens une autre propriété spéciale au muscle, et nommée par lui *conscience musculaire.*

La distinction entre le sens d'activité musculaire et la conscience musculaire consisterait, suivant M. Duchenne, en ce que, chez les sujets privés de cette dernière faculté, la perte de la vue entraînerait une paralysie de la motilité, tandis que dans la paralysie du

---

(1) «The muscular fibres themselves constitute the organ of sens, that feels extension... hence the whole muscular system may be considered as one organ of sense, and the various attitude of the body, as ideas belonging to is organ of many of which we ave hourly conscious, while many others, like the irritative ideas of the other senses, are performed without our attention» (*Zoonomie,* t. I, sect. XIV, page 7, *Of the sense of the extension;* London, 1801, 3e édit.).

(2) *The hand, its mechanism and vital endowement acervicing design,* by sir Charles Bell, fifth édit., 1852, chap. 9, *of the muscular sens*, p. 244.

(3) Belfied-Lefèvre, *Recherches sur la nature, la distribution du sens tactile;* thèse de Paris, 1837, n° 90.

(4) Gerdy, *De la Sensation du tact et des sensations cutanées; Bulletin de l'Académie de Médecine,* t. VII, 1841-1842.

(5) Landry, *Archives générales de médecine,* juillet 1852.

(6) Académie des sciences, séance du 12 décembre 1853.

sens d'activité musculaire les mouvements peuvent toujours être exécutés, que le malade soit ou non privé de la vue (1).

Cette manière de voir n'a pas été adoptée par la plupart des physiologistes. La majorité s'est ralliée aux conclusions émises par M. Landry (2), qui tendent à montrer la parfaite conformité du sens d'activité musculaire et de la conscience musculaire.

M. Bourdon, dans un récent mémoire sur l'ataxie locomotrice, lu à la Société médicale des hôpitaux, se basant sur ce que tout mouvement est précédé d'une appréciation instinctive dont le point de départ est au cerveau et qui règle la quantité de force qui doit être produite en vue d'un acte donné et sur ce que cette détermination ne peut être le résultat d'une impression reçue par le muscle, puisqu'elle précède la contraction, admet une faculté toute particulière qu'il nomme *instinct locomoteur* (3).

Ces faits établis, étudions les altérations du sens musculaire dans l'ataxie. Dans un certain nombre de cas, les altérations sont marquées par une diminution plus ou moins considérable du sens d'activité musculaire. Nous renvoyons, comme exemple, à l'observation 2 et au fait suivant recueilli par M. Landry (4) :

OBSERVATION VIII.

X..... (Alphonse), 44 ans, employé de commerce, est entré à l'hôpital Beaujon, le 12 juillet 1851, salle Saint-François, n° 12.

Pas d'accidents du côté des parents, aucune affection analogue à l'état actuel du malade. A 18 ans, chancres, pas d'accidents consécutifs appréciables.

---

(1) *Archives générales de médecine*, janvier 1859, p. 51.

(2) *Étude critique sur la conscience musculaire et l'ataxie locomotrice*; (*Moniteur des hôpitaux*, 1859, p. 549).

(3) *Gazette hebdomadaire*, 22 janvier 1862.

(4) *Gazette des hôpitaux*, 1855.

1851. Faiblesse et engourdissement dans les articulations tibio-tarsiennes, puis qui envahissent les doigts. A son entrée, état suivant : Marche et station debout impossible ; *quand il essaye de se tenir debout, ses jambes ne fléchissent pas sous lui, mais il vacille en ne pouvant prendre l'équilibre*, il tomberait s'il ne s'accrochait avec les mains. Quand on cherche à le faire marcher et qu'il ne voit plus ses pieds, il ne sait où il les pose, et ne peut mesurer leur mouvement ; au contraire, quand il les regarde, il les place assez facilement où il veut. Tous les mouvements des *membres inférieurs, moins ceux des orteils,* s'exécutent en effet volontairement et même avec une énergie surprenante, seulement ils sont brusques, inégaux, et manquent de mesure. Si lorsqu'il se couche sur le dos on l'invite à soulever l'un de ses membres, il le fait sans effort apparent et le soutient en l'air sans difficulté, comme pourrait le faire une personne saine, à cette différence près qu'il est agité d'oscillations ; si l'engageant à résister, j'essaye d'abaisser ce membre ou de ployer le genou ou le pied, je n'y puis parvenir, tant la contraction musculaire est vigoureuse, contrairement à ce que l'on pourrait croire en voyant le désordre de la marche ; mais il n'apprécie de l'énergie de mon effort, ni la valeur ni le poids (15 kilogr.).

Les mouvements des membres supérieurs s'exécutent cependant. X..... ne peut écrire, il dirige mal sa plume, et les lettres sont mal formées.

Insensibilité des membres inférieurs.

Aucun trouble du côté des autres sens ; facultés intellectuelles développées ; pas de céphalalgie ni de vertiges, excepté quand le malade étant debout vient à fermer les yeux ; pas de douleur spontanée ou développée par la pression le long des apophyses épineuses ; pas de constriction autour de la base du thorax.

Mais cette paralysie du sens musculaire se rencontre-t-elle chez tous les ataxiques ? Il est loin d'en être ainsi, et c'est ce qui nous paraît résulter clairement du tableau qui termine cet article.

Nous avons dit que, suivant MM. Landry, Marcé, Monneret, l'ataxie locomotrice progressive ne serait qu'une paralysie du sens musculaire. Cette manière d'envisager la question en simplifiant les théories est plus conforme aux idées philosophiques, et permettrait de faire rentrer l'affection qui nous occupe dans le groupe des paralysies. On pourrait peut-être arriver par ce moyen à considérer l'ataxie comme un symptôme d'un grand nombre d'affections déjà connues du cadre nosologique. Cependant il paraît résulter des faits consignés dans ce travail que cette paralysie du sens musculaire peut manquer. Il n'est pas impossible que cette particularité tienne à des causes qui ont échappé à l'observateur, ou que les progrès de science feront connaître. Pour notre part, nous ne sommes pas éloignés d'admettre, jusqu'à un certain point, l'analogie des troubles de coordination de l'ataxie locomotrice avec ceux qui résultent de la perte du sens musculaire.

De tout cet examen, nous croyons devoir conclure, jusqu'à nouvel ordre :

1° *Que la paralysie du sens musculaire entraîne presque toujours les mêmes désordres que l'ataxie locomotrice progressive ;*

2° *Que la proposition réciproque n'est point vraie, et que l'ataxie peut exister sans paralysie du sens musculaire.*

Douleurs. Les douleurs qu'éprouvent les ataxiques ont un caractère tout particulier; elles se montrent souvent au début de la maladie et sont un des symptômes les plus communs. Elles viennent par accès qui ont une durée variable ; leur siége est le plus souvent dans les membres inférieurs, mais elles se présentent aussi en des points différents du corps; elles sont *térébrantes.* Tantôt le malade les compare à la sensation pénible produite par une décharge électrique, tantôt à celle qu'occasionne la torsion des muscles, soit enfin à celle qui résulte d'une pression énergique, comme si le membre était dans un étau.

Ces accès sont quelquefois tellement violents, que les malades ne peuvent dormir et jettent les hauts cris ; ils ont une duréevariable, et se répètent une, deux fois, et jusqu'à cent fois et plus, dans les vingt-quatre heures; ils peuvent ainsi durer plusieurs jours sans cesser, et même des mois entiers, pour disparaître pendant un temps variable et recommencer quelquefois ensuite. D'autres fois ils manquent; mais cela arrive rarement : je citerai comme exemple l'observation 7.

Les variations de température paraissent avoir une influence sur les douleurs que ressent le malade : le temps froid et humide en augmente l'intensité ; la chaleur au contraire apporte quelquefois du soulagement dans l'état du malade.

Les ataxiques conservent leurs facultés intellectuelles jusque dans leurs derniers moments; pourtant il n'en est pas toujours ainsi. Comme nous le verrons par la suite, l'ataxie locomotrice peut se montrer comme une complication de la paralysie générale. On comprend que dans ce cas les facultés intellectuelles soient atteintes. A l'appui de ce que nous venons d'avancer nous citerons un fait que nous avons observé chez une jeune femme, en ce moment dans le service de M. le professeur Piorry, et qui présente, avec une ataxie locomotrice mal tranchée, une diminution notable de la mémoire.

Les fonctions du tube digestif se font régulièrement chez les ataxiques. On ne peut noter, chez le plus grand nombre de sujets, qu'une constipation opiniâtre. M. Duchenne (de Boulogne) dit que chez certains ataxiques, les matières fécales ne peuvent être retenues. Dans les observations qui ont servi de base à ce travail, on a noté souvent de la dyspepsie; peut-être faut-il attribuer ces symptômes au régime de l'hôpital.

Les urines ne contiennent pas de sucre ni d'albumine; le plus souvent elles sont retenues dans la vessie, il y a rétention; dans quelques cas on a observé l'effet inverse, l'incontinence.

Les fonctions génitales sont, dans la majorité des cas, pour ne pas dire dans tous, considérablement affaiblies, il y a impuissance; d'autres fois de rares érections donnent lieu à une éjaculation très-rapide.

Pour nous aider dans le travail que nous avons entrepris, et pour mieux saisir la corrélation qui existe entre les divers symptômes de l'ataxie, nous avons réuni dans un même tableau les faits qui résultent des observations citées. Nous publions ce tableau dans la pensée qu'il pourra être utilement consulté.

Résumé de dix observations d'ataxie locomotrice.

	Sexe.	Age.	Douleurs térébrantes.	Troubles de la motilité.		Troubles de la sensibilité. Sensibilité générale.			Troubles de la sensibilité. Sensibilité spéciale.			Organes génitaux.	Remarques.
				Coordination des mouvem.	Force musculaire.	Sens du toucher.	Sens de la douleur.	Sens de la temp.	Sens de la vue.	Sens de l'ouïe.	Sens muscul.		
1.	Masc.	48	Dans les memb. inférieurs et au début.	Manque aux memb. inf. et supér.	Conservée.	Dimin. aux pieds et aux mains.	Diminué plus à gauche qu'à droite.	Conservé.	Paralys. de la 6e p.	Paral. à gauche.	Conservé.	Impuiss;	Obs. Ire.
2.	Masc.	46	Dans les memb. inférieurs.	Manque aux memb inf. et supér.	Moindre à droite qu'à gauche.	Conservé.	Conservé.	Conservé.	Paralys. de la 6e p.		Paralysé.	Impuiss.	Obs. II.
3.	Masc.	42	Généralisées.	Manq. aux m. inf. et sup. Sp. du lar.	Moindre à droite qu'à gauche.	Paralysé.	Paralysé.	Diminué.	Paralys. de la 3e p.		Conservé.		Obs. III.
4.	Masc.	30	Dans la tête et les membres inférieurs.	Manque aux memb. inf.	Conservée.	Paralysé.	Conservé.	Conservé.	Paralys. de la 6e p.; amblyop.		Conservé.	Éjaculation très-rap., éreć. rare.	Obs. IV.
5.	Masc.	37	Dans les memb. inférieurs.	Manque aux memb. inf.	Conservée.	Perdu aux mains.	Conservé.	Conservé.	Paral. de la 3e p., œ. g.		Paralysé.	Impuiss.	Obs. V.
6.	Masc.	53	Dans les memb. supér. et inf.	Manque aux memb. sup.	Conservée.	Perdu aux mains.	Conservé.	Conservé.	Paralys. de la 6e p.		Conservé.	Impuiss.	Obs. VI.
7.	Masc.	42	N'existent pas.	Manq. aux m. sup. et inf.	Conservée.	Perdu aux membres inférieurs.	Perdu aux memb. infér.	Conservé.			Conservé.		Obs. VII.
8.	Masc.	38	Dans la tête et les épaules.	Manque aux memb. inf.	Conservée.	Conservé.	Conservé.	Conservé.	Paral. de la 3e p., œil g.		Conservé.	Impuiss.	Obs. XI.
9.	Masc.	58	Dans la tête et les membres inférieurs.	Manque aux memb. inf. et supér.	Conservée.	Perdu aux pieds, aux mains; perdu à d., cons. à g.	Memb. inf. dimin. à droite, aug. à gauche.	Diminué.	Affaibl. de la vue.	Paral.	Paralysé.	Impuiss.	Obs. VI *bis*.
10.	ém.	52	Dans les memb. inférieurs.	Manque aux memb. inf.	Conservée.	Perdu aux mains.	Conservé.	Conservé.	Affaibl. de la vue.		Conservé.		Obs. XIV.

MARCHE, DURÉE.

La qualification de progressive donnée par M. Duchenne (de Boulogne) à l'ataxie locomotrice semblerait indiquer que cette maladie marche constamment vers une terminaison fatale, et que, quel que soit le traitement qu'on suive, le malade, après avoir traîné plus ou moins longtemps une existence douloureuse, doit renoncer à tout espoir de guérison.

Nous sommes à même de produire deux exemples, l'un de guérison complète, l'autre où l'amélioration a été telle, qu'on peut considérer le malade comme guéri. Le premier de ces exemples se rapporte à un malade du service de M. Barth, chez lequel M. Duchenne (de Boulogne) avait reconnu tous les troubles de l'ataxie locomotrice progressive, et qui, grâce à un traitement par l'iodure de potassium, est sorti guéri de l'hôpital. L'autre concerne un malade du service de M. le professeur Natalis Guillot, et qui, traité par l'hydrothérapie, a été presque complétement guéri.

Appuyé sur ces faits, nous nous élèverons contre cette expression de progressive, donnée suivant nous, à tort, à la maladie qui nous occupe. Nous pensons que c'est s'éloigner des saines doctrines que d'indiquer dans la dénomination d'une maladie le terme fatal auquel elle doit aboutir, c'est préjuger d'une manière fâcheuse des ressources de l'art et abandonner sans motif les heureux résultats que peut fournir l'expérience.

M. Duchenne (de Boulogne), dans son ouvrage, a assigné à cette maladie trois périodes.

La première période, qu'il nomme *céphalique*, serait marquée par les troubles de la vision et par les douleurs térébrantes.

La deuxième serait accusée par les troubles de la motilité, et la troisième enfin, par la généralisation de la maladie.

Ce tableau est exact pour le plus grand nombre de cas; il offre cependant des exceptions. Ainsi, pour le début, nous citerons le fait de M. Bourdon, dans lequel on n'a pu constater de douleurs erratiques; quant au désordre de la vision, M. Duchenne lui-même cite des exemples où jamais ils ne se sont montrés.

Dans certains cas, c'est par les troubles de la sensibilité et de la mobilité que débute l'ataxie. M. Duchenne, dans l'observation 10 de son travail, en montre un cas fort intéressant, et M. Trousseau, dans sa Clinique, rapporte aussi un fait où l'ataxie locomotrice a débuté par une hémiplégie transitoire.

Quant aux caractères de la troisième période, celle de la généralisation, nous pensons qu'ils peuvent manquer quelquefois, pour les raisons ci-dessus énoncées. Nous n'y reviendrons pas.

La durée de la première période est très-variable; elle peut même ne pas exister; et alors, comme nous venons de le voir, les troubles de la coordination peuvent se montrer dès le début : d'autres fois ils ne se montrent que quelques années après l'apparition des premiers symptômes (quatre ans, observation 3; deux ans, observation 6).

Quant à la durée générale de la maladie, elle est fort longue. M. Duchenne connaît des malades qui sont atteints d'ataxie depuis plus de vingt ans; et, chez la plupart des ataxiques, la mort est causée non par la généralisation de l'affection, mais par une maladie intercurrente qui vient compliquer l'état du malade. Mais, sauf ces complications, il y a, pendant toute la durée de la maladie, une apyrexie complète.

DE LA NATURE DE L'ATAXIE LOCOMOTRICE.

La partie de l'étude de l'ataxie que nous allons aborder est celle qui demande à être examinée avec le plus de soin.

Quelques auteurs ont pensé que l'ataxie locomotrice devait prendre une place distincte parmi les maladies du cadre nosologique, que c'était une entité morbide spéciale, une *névrose;* d'autres se croient fondés à ne la considérer que comme un symptôme commun à plusieurs maladies.

Des hommes d'une grande autorité se sont prononcés avec autant de force pour l'une et l'autre hypothèse. Nous allons examiner aussi consciencieusement que nous le pourrons, et appuyé sur des observations, quelles sont les raisons qui peuvent être rapportées à l'appui de chacune de ces opinions.

Pour procéder méthodiquement, nous commencerons par examiner les cas dans lesquels l'ataxie paraît se présenter plutôt comme un symptôme que comme une maladie essentielle ; puis nous nous demanderons si, dans d'autres observations, l'ataxie n'avait pas le caractère d'une entité morbide spéciale.

Étudions d'abord l'ataxie locomotrice comme symptomatique des maladies des centres nerveux.

Affections de la moelle. Il n'est pas d'affection qui amène plus fréquemment les troubles de l'ataxie que la maladie de la moelle épinière.

Ollivier (d'Angers), dans son ouvrage bien connu des *maladies de la moelle*, cite plusieurs observations dans lesquelles les altérations de la moelle ont produit, comme nous l'avons dit, des désordres qui se rapprochent de l'ataxie. Deux surtout sont très-remarquables et sont publiées sous les titres suivants :

Observation CXXXII. Douleurs suivies de contractions convulsives et de paralysie incomplète, se propageant graduellement des extrémités inférieures au tronc et aux membres thoraciques. Mort à la suite d'une cystite. Substance grise altérée et à nu à la face postérieure de la moelle, dont les cordons postérieurs sont écartés.

Observation CXXXIII. Paralysie incomplète du mouvement des membres thoraciques, puis du tronc et des membres inférieurs. Affaiblissement moins marqué du sentiment. Mort à la suite d'une pneumonie. Écartement des cordons médullaires postérieurs. Substance grise hypertrophiée à nu à la face postérieure de la moelle (1).

Dans le bel ouvrage sur l'*anatomie pathologique*, monument dû aux recherches infatigables de M. le professeur Cruveilhier, nous trouvons deux observations de maladie de la moelle, donnant lieu à l'ataxie locomotrice, et que nous reproduisons dans leur entier (2).

OBSERVATION IX.

Paraplégie complète du sentiment et incomplète du mouvement; dégénération grise des cordons postérieurs de la moelle.

M....., 42 ans, mariée; point d'enfants, portière, couchant dans un lieu extrêmement humide; non réglée depuis deux ans, paralysée depuis la même époque. Au début, elle fut prise, dans les membres inférieurs, d'engourdissement, sans douleur; il lui semblait que la plante des pieds était endurcie, qu'elle ne sentait pas exactement le sol. Le membre inférieur gauche fut pris avant le droit. Plus tard l'engourdissement et la *semi-paralysie* s'étendirent aux membres supérieurs.

La malade resta dans ma salle la dernière année de sa vie, et son état fut complétement stationnaire.

Voici quel était cet état : sensibilité obtuse, qui ne se manifeste que tardivement, je veux dire quelque temps après l'action de la cause, et persiste longtemps. C'est le défaut de sensibilité, et nullement le défaut de myotilité, qui empêche la malade de se servir de l'aiguille pour travailler; car elle ne la sait pas tenir entre les doigts, et il faut qu'elle ait les yeux constamment fixés sur cette aiguille pour pouvoir l'y maintenir.

---

(1) *Traité des maladies de la moelle*, t. II, 3e édit., p. 455.

(2) *Anatomie pathologique*, Maladies de la moelle, t. V.

La myotilité est affaiblie dans la même proportion que la sensibilité ; tous les mouvements sont exécutés, mais ils sont faibles, et les membres ne peuvent remplir les fonctions auxquelles ils sont destinés. *Les membres inférieurs, mobiles au lit, refusent complètement leur service pour la station verticale.* L'intelligence est d'ailleurs parfaite, et demeure telle jusqu'au dernier moment. Les urines et les selles sont volontaires.

Ouverture. Moelle petite ; adhérence de l'arachnoïde viscérale à l'arachnoïde pariétale ; en arrière, pseudo-membrane blanche sous-arachnoïdienne entourant la moelle ; *dégénération grise des cordons postérieurs* de la moelle ; atrophie des racines postérieures des nerfs spinaux.

OBSERVATION X.

Paraplégie complète du sentiment et seulement incomplète du mouvement ; transformation gris jaunâtre des cordons postérieurs de la moelle.

Femme C....., 52 ans, paraplégique depuis quinze mois ; a eu un seul enfant. Voici son histoire : portière ; exposée à l'humidité ; rhumatisme général, dont elle a parfaitement guéri. Depuis un an, engourdissement des pieds et des mains, qui donnait à sa démarche quelque chose d'analogue à celle d'un homme ivre. Par suite de cet engourdissement *progressif*, elle était exposée à des chutes fréquentes.

Voici l'état de la malade, le 15 janvier 1838, au moment de son entrée, salle Saint-Gabriel, n° 8.

A. *Membres inférieurs.* Paralysie complète du sentiment dans toute la moitié inférieure du corps, jusqu'à la région épigastrique. *Douleurs dans les os, continuelles,* sourdes, avec exacerbation, qu'elle rapporte principalement aux articulations du pied, du genou et de la cuisse. La malade compare ces douleurs à des milliers de camions, à un engourdissement, à un fourmillement très-intense.

Paralysie incomplète du mouvement. Au lit, elle exécute à peu près *tous les mouvements de flexion et d'extension des diverses articulations : debout et soutenue* par deux personnes, *elle peut à peine se servir de ses membres inférieurs comme support.* Si je l'engage à faire quelques pas, elle traîne les jambes, qui fléchissent sous elle en se croisant. *Elle indique plutôt qu'elle n'exécute les mouvements de progression.*

B. *Membres supérieurs.* Engourdissement, fourmillement dans les doigts. La malade peut travailler à l'aiguille. Je la trouve presque tous les jours occupée à coudre des chemises, mais l'aiguille lui échappe souvent des doigts. Je place une épingle sur son lit; elle la saisit, elle dit la sentir; mais il est évident qu'elle la sent fort peu; car *si on lui ferme les yeux,* et si on lui dit d'attacher une épingle, il lui arrive souvent de la perdre sans s'en apercevoir, et de continuer à exécuter les mouvements commencés. La nuit, il lui arrive souvent de croire tenir entre les doigts des aiguilles, qu'elle serre avec force pour ne pas les laisser échapper. La malade compare la sensation de fourmillements qu'elle éprouve dans les doigts à celle qu'elle ressentait, dans le principe, aux pieds.

C. *Mouvements.* Intégrité à peu près parfaite du mouvement aux membres supérieurs; aucune douleur spinale. La sensibilité tactile du tronc est engourdie. Intégrité parfaite de tous les sens céphaliques, de l'ouïe, de la vue, de l'odorat et du goût.

Ouverture du cadavre. Cerveau parfaitement sain. Moelle épinière: L'*altération* est *exactement* limitée aux cordons postérieurs de la moelle, et consiste dans une transformation de ces derniers en une *substance gris jaunâtre,* demi-transparente. Cette dégénération gris jaunâtre occupe toute la largeur des cordons; aux régions lombaire et dorsale, elle se rétrécit et devient, en quelque sorte, linéaire à la région cervicale, pour se terminer aux deux renflements qui bordent le bec du calamus. Il résulte de cette disposition qu'aux régions lombaire et dorsale, les cordons postérieurs et les petits cordons du sillon médian postérieur de la moelle étaient affectés; mais qu'à la région cervicale, les cordons postérieurs étaient sains, et l'altération limitée aux cordons du sillon médian. Du reste, la dégénération a des limites parfaitement déterminées par celles des cordons ou faisceaux ; et j'ai pu m'assurer de l'indépendance réciproque non-seulement des faisceaux, mais encore des fibres juxtaposées.

Les autres faisceaux de la moelle, antérieurs et latéraux, étaient parfaitement sains, *la substance grise parfaitement saine.*

Dans l'ouvrage de M. Romberg, de Berlin, nous retrouvons, sous la dénomination de *tabes dorsalis*, une ataxie locomotrice symptomatique de la moelle ; nous en donnons ici l'observation, extraite du travail de M. Bourdon (1).

OBSERVATION XI.

Il s'agit d'un médecin de province, âgé de 52 ans, qui, à la suite de violentes émotions et de refroidissements, contractés dans ses tournées professionnelles, fut frappé, à l'âge de 40 ans, de *paralysie incomplète* (*paresis*) des extrémités inférieures et d'amblyopie. Sur le conseil de feu Rust et le mien, il fit usage des eaux de Manenbad, en boissons et en bains, mais sans aucun succès ; l'amblyopie passa à l'état d'amaurose complète, et le développement du *tabes dorsalis* eut lieu, en dépit de tous les moyens employés. Pendant les années qui suivirent, je perdis le malade de vue : j'ai su cependant que, jusqu'à une époque voisine de sa mort, la sensibilité de la peau avait été conservée, et que la différence de température avait continué d'être perçue avec justesse.

L'autopsie fut faite par Froriep. J'y assistai, et ne fus pas peu surpris de voir que l'atrophie (la moelle épinière n'avait que les deux

---

(1) *Archives générales de médecine* (novembre 1861), p. 335.

tiers du volume d'une moelle fraîche, pure, sur un homme du même âge, comme terme de comparaison) était limitée à la partie inférieure des cordons et racines postérieurs. La substance médullaire des cordons avait presque complétement disparu; ce qui lui donnait un aspect comme *transparent gris jaunâtre.* Les racines postérieures avaient également perdu leur substance nerveuse, et offraient une apparence séreuse. A partir du milieu de la région dorsale et en remontant, l'atrophie faisait place, par degrés, à l'aspect normal de la moelle : les cordons et racines antérieurs ne présentaient aucune altération (1).

Comme on le voit dans cette observation, les lésions reconnues à l'autopsie se rapportent exactement à celles décrites par MM. Cruveilhier et Ollivier.

Virchow, dans sa *Pathologie cellulaire* (2), décrit comme il suit ces mêmes lésions :

« Dans l'affection nommée autrefois *tabes dorsalis*, dans ce que nous caractérisons aujourd'hui par l'atrophie de certains cordons spinaux, on voit, à mesure que l'atrophie s'avance et que les nerfs sont détruits en diverses directions, dans les cordons postérieurs par exemple, on voit, dis-je, près de la commissure postérieure, des traits coniques dans lesquels la substance blanche devient grisâtre et transparente, en un mot, il se forme apparemment de la substance grise. L'affection peut faire des progrès, et la partie conique altérée peut s'élever de plus en plus et augmenter en largeur. Toute la substance des fibres médullaires disparaît peu à peu, on ne trouve plus de nerfs nets dans ces points; ils sont remplacés par une énorme quantité de névroglie contenant des corpuscules amylacés. »

Enfin M. Bourdon (3) cite une observation très-complète, dans la-

---

(1) *Lehrbuch der Nervenkrankheiden*, 1851.

(2) *Pathologie cellulaire*, p. 235.

(3) *Archives générales de médecine* (novembre 1861).

quelle l'examen microscopique de la moelle a été fait par M. le Dr Luys, dont la compétence en pareille matière est admise par tous. Cette observation tend à corroborer les faits déjà cités ; nous la donnerons en entier, à cause de son importance, au point de vue de la discussion qui nous occupe.

OBSERVATION XII.

M. W....., âgé de 38 ans, homme de lettres, entre, le 22 mars 1861, à la Maison municipale de santé, dans le service de M. Bourdon.

M. W..... a mené une existence assez agitée ; il a souvent éprouvé des émotions pénibles et de véritables chagrins.

Vers l'âge de 25 ans, il a eu des attaques d'épilepsie parfaitement caractérisées ; il buvait, à cette époque, beaucoup d'absinthe. Cette maladie dura deux ans ; et, depuis lors, il n'en ressentit aucune atteinte ; la guérison coïncida avec la cessation de l'usage de l'absinthe.

Il y a six ans, les symptômes de la maladie actuelle ont commencé à paraître ; d'abord lente et incertaine dans sa marche, l'affection a été ensuite toujours croissant, surtout depuis six mois, que des soucis et des fatigues morales ont sans cesse tourmenté le malade.

Les premiers phénomènes ont été une incertitude dans le mouvement des jambes, une simple roideur en marchant, puis une certaine difficulté pour monter, mais surtout pour descendre les escaliers, difficulté que n'arrivait pas à maîtriser la volonté la plus énergique.

Il y a dix-huit mois, il est survenu de l'affaiblissement de la vue, et par instants de la diplopie ; depuis six mois, une légère incontinence d'urine, accompagnée d'une faiblesse notable des fonctions génitales.

Depuis la même époque, le malade, qui n'avait jamais souffert, a été pris d'une douleur sous-occipitale, s'étendant de la nuque aux épaules, se calmant, sans cesser tout à fait, dans la position horizontale, s'exaspérant pendant la station debout ou assise, au point de devenir intolérable, et de forcer le malade à se coucher ; cette souffrance a cessé depuis quelque temps.

Il y a dix jours, se sont montrés les signes d'un embarras gastro-intestinal, phénomènes qui, d'abord légers, ont bientôt, changeant de caractère, acquis beaucoup de gravité, au point de dominer toute la scène.

A son entrée, M. W..... était dans l'état suivant : tête volumineuse, figure qui rappelle celle des Chinois ; front large, yeux fendus obliquement ; nez aplati, écrasé à sa racine, déformation qui, selon le malade, serait le résultat d'un accident arrivé dans l'enfance.

Ce qui frappe ensuite le plus, c'est une différence de grandeur des yeux, la paupière supérieure de l'œil gauche se relevant incomplétement : il y a, du même côté, du strabisme externe et une dilatation considérable de la pupille, dont la contractilité est notablement diminuée.

Outre la diplopie, qui résulte de cette *paralysie de la troisième paire,* et qui ne se produit que dans certaines positions de la tête, il existe un changement dans la portée de la vision distincte, une sorte de *myopie* acquise : ainsi, tandis qu'il voit très-bien de près, il ne distingue pas une personne placée à une distance même faible ; il semble qu'il y ait un défaut d'accommodation des yeux.

Les membres supérieurs et le tronc ne sont le siége d'aucun trouble soit de la sensibilité, soit de la myotilité.

Il n'en est pas de même pour les membres inférieurs ; la marche est excessivement difficile et pénible ; les mouvements des membres pelviens s'exécutent avec une roideur et une irrégularité extrêmes. Lorsque le malade marche, toujours aidé d'une canne, il regarde constamment à ses pieds, comme si la vue lui était nécessaire pour les diriger ; et, en effet, lorsqu'on lui ferme les yeux, il ne peut faire un pas, s'il n'a un meuble pour le guider ou le soutenir ; pendant la nuit, il lui est arrivé de marcher sur ses mains et sur ses pieds pour aller à quelques pas de son lit; même, en s'aidant de la vue, il n'est pas maître de ses mouvements. Pendant la marche, lorsqu'il a détaché le pied du sol, il étend la jambe sur la cuisse, avant que le membre ait déterminé son mouvement d'oscillation, et il l'étend si brusquement que tout le corps en est ébranlé; alors le pied retombe lourdement et avec bruit. Il en résulte qu'il fait de très-petits pas, et qu'il lui est impossible de descendre seul un escalier.

Cependant il est facile de constater que les muscles ont conservé toute leur force de contractilité; si on veut, par exemple, faire plier la jambe sur la cuisse, le malade oppose toute la résistance d'un homme très-vigoureux; il se tient debout, lorsqu'il s'est mis en équilibre, et supporterait alors un poids considérable.

De plus, il a le sentiment de la contraction des muscles et de la pression qu'on exerce sur eux; placé dans la position horizontale, il exécute, avec régularité et avec la mesure voulue, les mouvements qu'on lui indique, lors même qu'il a les yeux fermés.

La sensibilité tactile et la sensibilité à la douleur sont parfaitement conservées aux membres inférieurs, à la plante des pieds même.

Il n'y a pas et il n'y a jamais eu de douleurs térébrantes, fulgurantes, dans le genre de celles qu'a décrites M. Duchenne (de Boulogne).

Depuis un mois, il existe une impuissance complète; jamais il n'y a eu de spermatorrhée ni éjaculation rapide, sur laquelle M. Trousseau a appelé l'attention. Du reste ce professeur, qui a vu M. W..... en consultation, a constaté l'existence de tous les phénomènes qui viennent d'être décrits.

Il n'y a pas de fièvre ni aucun signe de maladie du cœur; pas de phénomène morbide du côté des organes respiratoires, mais haleine fétide, bouche amère, langue large et molle, couverte d'un enduit saburral; inappétence, nausées.

Ces symptômes, qui, joints à la lourdeur de tête, caractérisent un embarras gastrique, persistèrent malgré l'emploi d'un vomitif et d'un purgatif.

13 avril. L'appétit se perd de plus en plus, au point que le malade ne peut prendre par jour qu'une petite tasse de chocolat, sans pain, et un bouillon; une diarrhée fétide et abondante s'est établie, il y a huit ou dix selles par jour.

Le 14. La diarrhée a résisté au bismuth, aux opiacés, et autres moyens habituellement employés. Le malade, qui ne se lève plus depuis plusieurs jours, commence à rendre les selles involontairement; elles sont composées de matières liquides très-abondantes, d'une odeur aigrelette et nauséabonde; il vomit tout ce qu'il prend, même le bouillon, et l'ingestion des boissons provoque presque immédiatement une garde-robe; la soif est inextinguible, la langue sèche; le pouls très-fréquent, jusqu'à 140.

Pendant les trois derniers jours, les vomissements cessent et sont remplacés par des hoquets incessants; la rétention d'urine est complète, et nécessite l'emploi du cathétérisme; la faiblesse est extrême, elle est telle que le malade ne peut plus se retourner dans son lit; cependant l'intelligence reste intacte, à tel point que M. W.... a pu encore lire son journal le jour de sa mort, qui est arrivée le 18, à neuf heures du soir.

L'*autopsie* est faite le 20, trente-quatre heures après la mort, par un temps assez froid.

Il n'y a pas de signe de putréfaction.

Le cerveau et la moelle sont enlevés avec les plus grandes précautions. On ne constate pas que les sinus de la dure-mère soient gorgés de sang; il ne s'écoule pas une quantité de liquide céphalo-rachidien plus considérable que d'habitude; il n'existe pas d'adhérences anormales entre le cerveau et la dure-mère, pas d'épanchement dans la grande cavité de l'arachnoïde, ni dans les espaces sous-arachnoïdiens.

CERVEAU. Les méninges cérébrales s'enlèvent avec la plus grande facilité, nulle trace d'adhérences ni de vascularisation anormale; elles ont partout une transparence parfaite.

Les circonvolutions cérébrales sont toutes dans un état d'intégrité complète, et remarquables surtout par leur beau développement; la substance grise qui les constitue n'a rien offert d'insolite à noter, on n'y constate aucune trace de modification de structure. La substance blanche des hémisphères n'offre également rien de notable; sa fermeté, son aspect, sa consistance, ne laissent rien à désirer.

La substance grise des *couches optiques* a sa densité habituelle; une coupe horizontale permet d'y constater l'existence de taches disséminées, blanchâtres ou rougeâtres, disparaissant sous une légère pression du dos du couteau; ce qui fait supposer qu'elles ne sont dues qu'à une inégale répartition du sang dans les capillaires. L'examen de chacun des centres de la couche optique, et celui de la région centrale du troisième ventricule, ne présentent rien à noter.

La substance grise des *corps striés* a pareillement sa consistance normale; on y remarque les mêmes colorations nuageuses, blanchâtres par places et rosées ailleurs, qui ont été notées dans les masses de la couche optique, et qui paraissent ne devoir être rapportées qu'à un effet de congestion vasculaire. Le noyau jaune, formé par l'épanouissement des faisceaux antérieurs de la moelle, au lieu d'avoir une teinte d'ocre très-franche, comme à l'état normal, est complétement décoloré, sa teinte se rapprochant de la coloration blanchâtre du jaune de Naples.

Les circonvolutions de l'*hippocampe*, le *corps calleux* dans toute son étendue, le *conarium* et ses pédoncules, les *tubercules mamillaires*, la *cloison transparente*, les *corps genouillés* internes et externes, ne présentent rien d'insolite.

CERVELET. Le volume est normal, la consistance de la substance grise n'est pas sensiblement altérée; les méninges cérébelleuses s'enlèvent avec facilité, sans entraîner avec elles des parcelles du tissu lui-même.

Les circonvolutions cérébelleuses sont moyennement vascularisées, elles présentent seulement çà et là, dans leur couche moyenne, et cela dans un point très-limité, quelques stries jaunâtres qui ne sont dues qu'à l'état de congestion partielle de la substance grise, sans désorganisation de tissu bien appréciable; les grosses et les petites cellules qui la constituent se présentent avec leurs caractères et leurs rapports habituels.

Rien à noter du côté des pédoncules supérieurs, moyens et inférieurs, ni du côté des corps dentelés.

ISTHME. Les *tubercules quadrijumeaux* ont leur aspect normal; seulement, en les incisant horizontalement, on constate que le *tubercule supérieur du côté gauche* présente une vascularisation plus prononcée que celle de son congénère du côté opposé et que les deux inférieurs.

L'*aqueduc de Sylvius* est partout perméable;

Les parois du *quatrième ventricule* ont leurs caractères habituels.

Maintenant, en faisant l'examen de cette région de l'encéphale par des coupes horizontales de haut en bas, on constate que :

1° La substance grise qui correspond aux prolongements des faisceaux postérieurs de la moelle est fortement vascularisée dans toute sa hauteur. Les capillaires apparaissent sous forme de stries rougeâtres ; les globules y sont empilés les uns sur les autres, il n'y a pas d'exsudation le long de leurs parois.

2° La substance grise de la *protubérance* est moins colorée que d'habitude, elle est pareillement très-vascularisée.

3° Les prolongements des *pyramides* à travers sa masse et la face antérieure des *pédoncules cérébraux* sont moins fermes que normalement ; ils ne sont cependant pas ramollis, mais ils donnent à la pression la sensation que l'on perçoit lorsqu'on presse une tige creuse entre les doigts.

4° La substance grise du *locus niger*, celle du *noyeau rouge* (olive supérieure), celle de l'*accessoire du locus*, sont moins colorées que normalement; leur consistance n'est pas moindre, on y constate la même vascularisation que celle qu'on a trouvée dans les régions sus-indiquées.

BULBE. La substance grise et la substance blanche n'offrent rien à signaler, si ce n'est la distension des capillaires que nous avons déjà rencontrée dans les divers départements de substance grise. Les deux *olives* sont avec leur aspect normal.

MOELLE ÉPINIÈRE. 1° La *dure-mère* est fortement vascularisée dans toute son étendue; cette injection s'étend jusque dans les dernières branches de l'arbre circulatoire, ce qui donne à cette membrane une teinte générale rouge sombre. Elle est de plus très-notablement épaissie au niveau de la région supérieure, et en quelque sorte œdématiée. Pas de traces d'anciennes exsudations.

2° La *pie-mère* rachidienne est également vascularisée d'une façon tout à fait anormale, seulement cette vascularisation est d'autant plus prononcée que l'on se rapproche du tiers inférieur de la moelle et que l'on examine les faisceaux postérieurs. En ces points, en effet, la pie-mère est fortement adhérente aux faisceaux postérieurs; elle offre, comme ceux-ci, une teinte jaunâtre, et ne peut en être détachée sans entraîner avec elle des fragments du tissu nerveux.

3° Les *faisceaux postérieurs* sont le siége de la lésion la plus remarquable, on les voit se dessiner sous l'aspect de deux fascicules transparents, vitreux, à coloration jaune-ambre par places, et jaune rougeâtre en d'autres points, suivant que la vascularisation y est plus ou moins prononcée. Leur consistance est moindre que normalement, mais ils ne sont pas diffluents, et de plus, chose digne d'être notée, ils ne sont pas rompus dans leur continuité; en écartant avec une aiguille fine les fascicules qui les constituent, on pourrait facilement les suivre dans une certaine étendue.

Cette *dégénérescence* des faisceaux postérieurs a son maximum à la région lombaire, mais elle se propage à la région dorsale, n'occupant exactement que l'espace compris entre les cornes postérieures droite et gauche, et disparaissant, en s'atténuant, à la région brachiale; néanmoins on peut encore constater, au niveau de la région bulbaire supérieure, que les portions de substance blanche qui avoisinent la commissure grise présentent les traces encore appréciables de ce mode de dégénérescence.

Cette coloration spéciale des faisceaux postérieurs était due à la transformation subie par les *tubes nerveux* qui les constituent. La plupart des tubes, en effet, avaient disparu en tant qu'éléments anatomiques propres; on n'en retrouverait plus comme trace que la gaîne vide; dont les parois étaient adossées les unes contre les autres. Ceux dont la dégénérescence était moins avancée avaient encore leur cylindre apparent; seulement ces cylindres, au lieu d'être unis sur les bords, d'aspect rubané, et à peine teinté en jaune pâle, étaient tomenteux, raboteux, et d'une nuance jaune, rappelant celle de l'ambre. Les capillaires étaient répartis au milieu des éléments nerveux, dans une très-forte proportion.

4° Les *faisceaux latéraux*, sauf une coloration jaunâtre très-légère et très-superficielle, occupant les régions les plus inférieures, étaient parfaitement conservés dans toute leur étendue, depuis la région la plus inférieure jusqu'aux régions supérieures de la moelle.

5° Les *faisceaux antérieurs* à la région lombaire étaient moins épais et moins fermes au toucher que normalement; leur coloration était normale, et complétement différente de celle des faisceaux postérieurs.

6° *Substance grise*. A la région lombaire et dans le quart inférieur de la moelle, cette substance avait perdu sa consistance dans sa partie centrale surtout; les fibres qui la constituent étaient toutes plus ou moins rompues par places; dans certaines portions; quelques fibres pouvaient néanmoins être suivies; en ces endroits, la forme des cornes antérieures et des cornes postérieures était encore parfaitement reconnaissable. Ainsi, en l'étudiant par des couches horizontales, il nous est arrivé de pouvoir aisément constater la conservation des réseaux de cellules étendues des cornes postérieures aux cornes antérieures, et 1 millimètre plus haut ou 1 millimètre plus bas, de ne plus rencontrer que des fibres rompues, que des amas de granulations graisseuses, et qu'un détritus informe. On pouvait néanmoins constater que dans ces portions dégénérées, les *cellules nerveuses* n'avaient pas toutes disparu. On en a rencontré encore un certain nombre munies de leurs prolongements, mais la plupart d'entre elles, soit celles des cornes antérieures, soit celles des cornes postérieures, étaient ratatinées, déchiquetées sur leurs bords, et recouvertes d'un certain nombre de granulations pigmentaires beaucoup plus abondantes qu'à l'état normal; mais qu'elles étaient, en un mot, en période d'*involution*.

Les vaisseaux capillaires étaient aussi, dans cette substance grise, considérablement turgides. Le réseau capillaire avait été incontestablement le siége de congestions partielles passagères; car on constata dans les points où la substance grise effondrée avait perdu sa consistance, l'existence de dépôts amorphes de matière hématique sous forme diffuse, attestant qu'il y avait eu antérieurement des poussées congestives.

7° *Racines postérieures*. L'examen des fibres nerveuses dans leur continuité jusqu'au point où elles arrivent dans les ganglions, n'ayant malheureusement pas pu être fait, on n'a pu les étudier que dans leur trajet étendu de ces ganglions aux faisceaux postérieurs.

Voyons d'abord l'état de ces ganglions.

A. *Ganglions des racines postérieures*. Tous les ganglions de la région lombaire étaient augmentés de volume, et surtout d'une rougeur et d'une vascularité insolites. Leur consistance n'était pas diminuée, leur membrane d'enveloppe était notablement épaissie. A la coupe, on reconnut, outre l'existence de capillaires énormément dilatés, des traces non équivoques d'anciennes poussées congestives, avec diffusion de matières hématiques.

De plus, les *corpuscules ganglionnaires*, au lieu de présenter, comme à l'état normal, quelques granulations pigmentaires brunâtres, qui ne couvrent qu'une portion de leur surface, étaient littéralement saupoudrés de granulations jaune rougeâtre ; les uns étaient ratatinés, déchiquetés sur leurs bords ; d'autres au contraire étaient volumineux, pâles, décolorés, presque sphériques, et rappelant d'une façon assez nette l'aspect des vésicules adipeuses, avec lesquelles on aurait pu les confondre, si on n'avait eu pour se guider, d'une part, les traces encore apparentes des anciens noyaux, et d'autre part, les vestiges des tubes nerveux effilés, encore adhérents à leurs parois. Un certain nombre de corpuscules ganglionnaires avaient encore conservé leurs rapports normaux avec les filaments nerveux qui les entouraient.

Ces lésions, limitées à des portions de ganglions, ne se sont présentées à notre observation que dans les ganglions des racines lombaires.

B. *Racines.* Les nerfs de la queue de cheval offraient un aspect bien caractéristique : au lieu de se présenter avec cette forme cylindroïde, cette consistance ferme et cette coloration blanchâtre, que tout le monde leur connaît, ils étaient aplatis, rubanés, et ressemblaient à des lanières de parchemin détrempées dans l'eau depuis longtemps ; leur coloration, du reste, était, pour ceux qui viennent des faisceaux antérieurs, grisâtre et transparente, et pour ceux qui vont aux faisceaux postérieurs, d'une teinte jaunâtre uniforme, avec un aspect vitreux. De gros troncs vasculaires accompagnaient, en bien plus grande abondance que normalement, les fascicules nerveux qui se rendaient aux cordons postérieurs. Tous les filaments nerveux étendus des ganglions aux faisceaux postérieurs, avec lesquels ils se continuent, présentent le même aspect jaunâtre que celui de ces faisceaux. Le mode de dégénérescence des tubes nerveux était le même : c'était le même état d'affaissement des parois, et le même aspect jaune ambré des cylindres lorsqu'ils étaient encore apparents. Cette lésion des racines postérieures n'occupait que la région lombaire ; à la région dorsale, par nuances insensibles, les racines postérieures reprenaient leur aspect normal ; aux régions supérieures de la moelle, elles ne paraissaient plus modifiées dans leur aspect. Ainsi les filets radiculaires du *glosso-pharyngien*, du *pneumogastrique*, de l'*acoustique* et du *trijumeau*, n'offraient rien d'appréciable.

8° *Racines antérieures*. En général les racines antérieures étaient touchées d'une manière infiniment moins prononcée que les racines postérieures. A la région lombaire, ces racines étaient moins fermes que d'habitude ; elles étaient transparentes, grisâtres d'aspect. Les tubes nerveux n'étaient pas altérés d'une manière bien sensible ; on a pu reconnaître, dans la plupart, des cylindres continus, sans ruptures, recouverts par une gaîne intacte. La myéline interposée était très-sensiblement diminuée, de sorte que les nerfs des racines antérieures, qui sont habituellement volumineux et blancs, offraient, par le fait de leur atrophie, l'aspect des nerfs dépourvus de moelle que l'on trouve dans les régions grises des centres nerveux. A la région dorsale, les racines antérieures avaient repris un aspect normal, de même à la région supérieure de la moelle. Les racines du *spinal* et du *facial*, à droite et à gauche, avaient l'apparence normale ; il en était de même des filets radiculaires des hypoglosses.

Mais les deux *moteurs oculaires externes*, de même que les deux troncs des *moteurs communs*, offraient une modification très-remarquable dans leur aspect. Les *moteurs communs* étaient passés à l'état de cordons grisâtres, œdématiés en quelque sorte, et réduits à la moitié à peine de leur volume ; ils se sont cassés, en quelque sorte spontanément, lorsque par de légères tractions on a cherché à dégager le cerveau de la boîte crânienne.

Les *moteurs externes* présentaient la même altération, mais à un degré bien moins avancé ; ces nerfs étaient aussi tous deux diminués de consistance et de volume, avec une coloration grisâtre. Les parois des tubes nerveux qui les constituaient étaient également revenues sur elles-mêmes ; dans quelques-unes, le contenu (cylindre et substance grasse interposée) avait été complétement résorbé. De nombreux capillaires accompagnaient les fascicules nerveux en les enlaçant en tous sens.

En poursuivant dans la substance grise du quatrième ventricule la recherche du tronc du moteur externe jusqu'à son point d'origine réelle, on reconnut qu'une série de gros troncs vasculaires était interposée sur le trajet des fibrilles originelles de ce nerf, qu'ils devaient probablement comprimer d'une manière notable.

Les racines du nerf pathétique offraient le même aspect comme coloration et comme consistance.

(Hipp. Bourdon, *Études cliniques et histologiques sur l'ataxie locomotrice progressive;* observation recueillie par M. Delaunay. *Archives générales de médecine*, novembre 1861, pages 515-525.)

Depuis, M. Duménil, de Rouen, a rencontré les mêmes lésions de la moelle chez un ataxique ; et à la fin de son mémoire, il annonce avoir trouvé dans les auteurs seize cas analogues (1).

Tout récemment, M. le Dr Oulmont a fait, dans son service de l'hôpital Lariboisière, l'autopsie d'un malade atteint d'ataxie locomotrice, et il a trouvé cette même dégénérescence amyloïde dans les cordons postérieurs de la moelle (2).

Dans la discussion qui eut lieu à la suite de la communication de M. Bourdon à la Société médicale des hôpitaux, M. Trousseau avait émis l'opinion que l'autopsie faite par le médecin de la Maison municipale de santé devait être considérée comme une autopsie d'attente (3). Nous ferons remarquer, contre cette opinion, que la grande multiplicité des faits acquis à la science, et la précision avec laquelle les observations ont été faites, prouvent assez que l'ataxie locomotrice peut être symptomatique d'une lésion à la moelle ayant des caractères particuliers, que l'on peut résumer comme il suit : dégénérescence gris jaunâtre, demi-transparente, des cordons pos-

---

(1) Société médicale des hôpitaux, janvier 1862.
(2) Société médicale des hôpitaux, janvier 1862.
(3) *Gazette des hôpitaux*, 1861, p. 489.

térieurs de la moelle. Dans les parties atteintes, ou bien les tubes nerveux de la substance blanche sont détruits, ou bien ils ne présentent plus que leur gaîne vide, offrant une surface très-inégale et d'une couleur jaune ambrée. Les cellules nerveuses de la substance grise sont plus ou moins complétement détruites, et à leur place se trouvent des fibres rompues et des amas de granulations graisseuses, avec des corpuscules amylacés.

Toutes les observations qui précèdent pourraient donner à penser que les lésions que nous avons indiquées caractérisent l'ataxie. Il n'en est pas ainsi; les autres altérations de la moelle peuvent aussi donner lieu à l'ataxie locomotrice.

Ainsi Ollivier (d'Angers) a signalé une altération des cordons postérieurs de la moelle, qui, suivant lui, serait de nature carcinomateuse, et qui, pendant la vie du sujet, aurait donné lieu à des phénomènes se rapprochant de l'ataxie.

Nous citerons un abrégé de cette observation (1).

OBSERVATION XIII.

L..... (Jean-Pierre-Léon), âgé de 11 ans et demi, entra à l'hôpital des Enfants le 1er juin 1845.

En 1824, céphalalgies très-intenses qui revenaient par accès tellement violents que le malade se renversait en arrière et poussait des cris aigus; il avait quelquefois des vomissements.

La vue s'affaiblissait aussi.

Impossibilité de se tenir assis, et cependant les membres sont sensibles et se remuent facilement, mais ils sont douloureux.

Le 2 juin. Douleurs vives dans toutes les parties du corps; motilité et sensibilité parfaites. Vomissements.

Le malade n'a pas conscience des objets; il remue continuellement les membres quand il est assis.

(1) Ollivier (d'Angers), t. II, 2e édit. p. 752.

A six heures du soir, mort.

Autopsie. Cervelet. La membrane arachnoïde paraît épaisse à la partie supérieure du cervelet. On remarque en ce même endroit, en arrière de la protubérance annulaire, une tumeur ayant le volume d'un œuf de pigeon, qui a la consistance du squirrhe.

Moelle épinière. Les enveloppes sont saines, mais, au-dessus de l'arachnoïde, dans toute la largeur de la moelle, à sa partie postérieure seulement, existait, sous forme de demi-canal cylindrique, une couche accidentelle formant une nouvelle enveloppe bornée à la partie postérieure de la moelle. Elle avait l'épaisseur d'une ligne dans la plupart des points ; dans quelques autres, elle était un peu plus épaisse. Sa consistance était celle du tissu encéphaloïde non ramolli ; elle était assez ferme, résistante, et parcourue par de petits vaisseaux ; elle présentait partout une teinte uniformément rosée.

M. Landry, dans une observation qu'a publiée la *Gazette des hôpitaux,* rapporte le cas d'une jeune femme chez laquelle les mouvements des muscles présentaient une grande irrégularité, avec conservation de la force musculaire, anesthésie cutanée, affaiblissement d'un œil. On trouva chez cette malade, à l'autopsie, dans les cordons postérieurs de la moelle, huit ou neuf petites masses probablement tuberculeuses ; les poumons renfermaient des tubercules à tous les degrés (1).

Dans l'ouvrage de Romberg, on trouve, chez des malades qui offraient les symptômes de l'ataxie, des ramollissements de la moelle épinière (2).

En rapprochant les caractères de toutes ces observations, nous dirons que toutes les altérations de la moelle et de ses enveloppes, inflammation, ramollissement, compression, dégénérescence amy-

---

(1) Landry, *Gazette des hôpitaux*. 1855.

(2) *Archives générales de médecine* (avril 1859), p. 447.

loïde, cancéreuse, tuberculeuse ou de toute autre nature, surtout lorsqu'elles portent sur les cordons postérieurs de la moelle, peuvent produire l'ataxie locomotrice.

Affections du cerveau. Parmi les affections du cerveau qui peuvent produire l'ataxie locomotrice progressive, la plus fréquente est sans contredit cette inflammation chronique de la masse cérébrale et de ses enveloppes, cette périméningo-encéphalite diffuse de M. Calmeil, que l'on rencontre à l'autopsie des paralytiques généraux.

Je citerai à l'appui deux observations de paralysie générale, données par M. le Dr Baillarger, et dont le début a été marqué par des phénomènes d'ataxie locomotrice (1).

OBSERVATION XIV.

Un homme, âgé de 44 ans, avait commencé à éprouver de l'embarras dans la marche à 35 ans; les mouvements étaient incertains, saccadés, et avaient quelque chose de convulsif; ces symptômes avaient été précédés d'une diplopie qui avait persisté une semaine. A 36 ans et demi, congestion cérébrale, sueurs, embarras de la prononciation; quelques désordres légers avaient déjà été remarqués du côté de l'intelligence, lorsque le délire ambitieux éclata à 37 ans.

Après une période d'agitation de plusieurs mois, le malade devint plus calme, mais l'intelligence paraissait affaiblie, l'embarras de la parole était très-prononcé; miction et défécation involontaires, station impossible. Cependant, sous l'influence d'un traitement actif, on vit peu à peu une partie des symptômes disparaître; les fonctions de la vessie, du rectum, reviennent à l'état normal; l'hésitation de la parole cesse, l'intelligence se raffermit, les mouvements des

(1) *Gazette des hôpitaux*, 1861.

jambes seuls restent si désordonnés que la marche est toujours impossible.

Tels avaient été les antécédents du malade, lorsque M. Baillarger fut appelé à le voir.

« Si je n'avais pas su, dit-il, que ce malade avait eu, deux ans auparavant, de l'embarras de la parole, du délire ambitieux, de la paralysie des sphincters, je n'aurais pu soupçonner de si graves antécédents. Il paraissait raisonner, la parole était libre ; cependant, bien qu'on ne pût constater aucun désordre mental apparent, il n'avait pas recouvré toute l'activité de son intelligence. »

Quant à l'ataxie locomotrice, elle était facile à constater. La marche était impossible, à cause des mouvements désordonnés et comme convulsifs des membres inférieurs, mais le malade assis contractait très-fortement les muscles des jambes, qu'on pouvait difficilement faire fléchir quand elles étaient étendues.

On avait noté chez ce malade, et on observait encore chez lui, des douleurs névralgiques et rhumatismales dans les membres, douleurs qui revenaient par accès, et qui semblaient remplacées parfois par des oppressions, par des migraines.

OBSERVATION XV.

Homme d'environ 50 ans, qui avait été atteint, quatre à cinq ans auparavant, de diplopie, de strabisme, d'un commencement d'amaurose de l'un des yeux ; on vit apparaître chez ce malade des douleurs très-aiguës dans les jambes, se manifestant par accès et consistant en des élancements rapides. Le désordre dans la marche était peu appréciable. Cependant, quand le malade se retournait un peu brusquement, il vacillait sur ses jambes. M. Duchenne (de Boulogne), qui le vit à cette époque, diagnostiqua une ataxie locomotrice à sa première période.

Il y a treize mois environ, la parole commença à s'embarrasser et la mémoire à s'affaiblir; ces symptômes augmentèrent graduellement, il est arrivé aujourd'hui à un degré avancé de paralysie générale.

La démence survint et fit de grands progrès; cependant l'incoordination des mouvements n'est pas appréciable, et l'on ne constate rien dans la marche que l'on ne voie dans les malades simplement paralytiques.

M. le professeur Bouillaud, frappé, il y a de nombreuses années, du défaut de coordination des mouvements contrastant avec l'intégrité de la force musculaire dans la paralysie générale, avait placé dans le cervelet le point de départ de cette maladie.

Depuis les travaux de MM. Bouillaud et Flourens, la plupart des physiologistes considèrent ce dernier organe comme la portion des centres nerveux qui préside à la coordination des mouvements; ses lésions devraient donc entraîner les symptômes caractéristiques de l'ataxie. M. Bouillaud, dans le même ordre d'idées, expliquerait les troubles de la vision que l'on observe si fréquemment dans l'ataxie, par la proximité du cervelet et des tubercules quadrijumeaux (lobes optiques des oiseaux), qui permet le passage des inflammations d'un organe à l'autre (1).

Nous devons à la vérité de dire que l'espoir que nous avions conçu de considérer l'ataxie locomotrice comme un des symptômes fréquents des maladies du cervelet ne s'est pas réalisé. Nous pourrions citer seulement, à l'appui de cette manière de voir, deux cas, observé l'un par M. Hérard, l'autre à la clinique de M. le professeur Schützenberger.

Dans le premier fait, il s'agit d'une tumeur du cervelet qui aurait produit quelques-uns des symptômes de l'ataxie (2); dans le second, qui a été publié dans les thèses de MM. Sellier et Sizaret, et dont

---

(1) *L'Union médicale*, 1859, t. II.

(2) *L'Union médicale*, t. III, p. 230.

l'abrégé suivant a été extrait du travail de M. Bourdon, on a trouvé à l'autopsie, outre un ramollissement de la moelle au niveau de la région dorsale, un ramollissement de la protubérance annulaire et des pédoncules cérébraux et cérébelleux (1).

OBSERVATION XVI.

Un homme âgé de 49 ans, après un refroidissement, éprouve des fourmillements dans les jambes, et peu à peu les mouvements de celles-ci deviennent irréguliers, ce qui finit par rendre la marche impossible, quoique la force musculaire se fût conservée et que la sensibilité cutanée fût restée intacte. Lorsque le malade s'aide de la vue, il coordonne ses mouvements et peut encore marcher facilement.

Plus tard, à la suite de douleurs lancinantes dans les jambes, survinrent, du côté de celles-ci, un affaiblissement notable de la force musculaire, une anesthésie et une analgésie complètes, avec rétention d'urine. Le malade meurt après trois mois et demi de maladie.

A l'*autopsie*, on constate un ramollissement de la protubérance annulaire et des pédoncules cérébraux et cérébelleux ; la moelle est légèrement ramollie au niveau de la région dorsale ; les racines postérieures paraissent saines à l'œil nu. Cependant les tubes nerveux sont diminués de nombre, de volume, de forme variqueuse, et fragiles. La même altération se retrouve dans les cordons postérieurs, dont la teinte est moins blanche que celle des cordons antérieurs. Entre les tubes malades, existe un grand nombre de corpuscules sphéroïdaux et de gouttelettes graisseuses.

Enfin, pour terminer ce qui a trait à l'ataxie locomotrice pro-

---

(1) Thèses de Strasbourg, 26 mars 1860, 31 mars 1860; *Archives générales de médecine*, novembre 1861, p. 533.

gressive, considérée comme un des symptômes des affections du cerveau, nous dirons, comme pour la moelle épinière, que très-probablement les autres altérations du cerveau : hémorrhagie, compression, dégénérescence, donnent lieu, dans certains cas, à des phénomènes propres à l'ataxie locomotrice.

Les maladies du système locomoteur peuvent aussi produire l'ataxie, et particulièrement cette maladie dont les causes sont encore mal connues, et à laquelle on a donné le nom d'*atrophie musculaire graisseuse progressive*. Comme exemple, nous pourrions citer un fait recueilli par M. le Dr Foucart (1), reproduit *in extenso* dans le travail de M. Duchenne, et un autre fait présenté par M. le Dr Hérard (2).

L'introduction dans l'économie d'un principe virulent, tel que le virus syphilitique, ou l'absorption de substances délétères, telles que le plomb, le cuivre, l'alcool, etc. etc., peuvent, nous le pensons, produire l'ataxie.

Si nous ne pouvons citer des faits, en ce qui touche les intoxications saturnines alcooliques, nous pouvons, quant à la syphilis, rapporter quelques cas qui paraissent confirmer notre appréciation, et entre autres l'observation d'un jeune malade admis dans le service de M. Barth, et chez lequel M. Duchenne avait diagnostiqué une ataxie locomotrice progressive. Le malade, soumis aux antisyphilitiques, a été parfaitement guéri.

Le rhumatisme, comme la syphilis, nous paraît pouvoir également développer l'ataxie, et en jetant les yeux sur les observations d'ataxiques, on retrouve presque toujours dans les antécédents l'une ou l'autre de ces maladies diathésiques; nous sommes donc porté à croire que dans certains cas l'ataxie locomotrice est de nature rhumatismale; mais nous n'entendons rien affirmer. Ce fait demanderait de nouvelles recherches.

---

(1) *La France médicale et pharmaceutique*, 9 octobre 1858.

(2) *Union médicale*, t. II.

Dans toutes les observations qui précèdent, nous avons vu que l'ataxie locomotrice pouvait être considérée comme un symptôme soit des affections des centres nerveux, soit de certaines maladies générales.

Nous arrivons maintenant à la seconde partie de la question : Existe-il une ataxie essentielle ?

Nous répondrons par l'affirmative ; du moins, jusqu'à nouvel ordre, nous appuierons cette conclusion sur deux ordres de faits :

1° Le défaut d'un assez grand nombre d'autopsies, d'où l'on puisse tirer un jugement définitif ;

2° Sur l'observation de cas bien avérés d'ataxie dans lesquels l'autopsie n'a permis de constater aucune lésion.

Ces dernières circonstances se sont rencontrées chez un malade du service de M. Nonat, qui a succombé aux suites d'une inflammation des reins et de la vessie. Cet individu avait tous les symptômes d'une ataxie locomotrice arrivée à la troisième période. A l'autopsie faite avec grand soin par M. Lancereaux, les centres nerveux ne présentaient aucune lésion anatomique appréciable. L'examen microscopique n'a pas été fait.

Grâce aux développements que nous avons donnés, dans le précédent article, à l'anatomie pathologique, nous n'insisterons pas davantage sur les caractères anatomiques de l'ataxie. Nous passerons donc au diagnostic.

DIAGNOSTIC.

Si l'on considère l'ataxie comme un symptôme commun à plusieurs affections, telles que les maladies des centres nerveux, les intoxications et certaines maladies générales, il n'y a pas lieu de faire un diagnostic différentiel de ces maladies.

Lorsque l'ataxie locomotrice se présente comme essentielle ou qu'on peut la croire telle, elle ne peut être confondue qu'avec la chorée, la paralysie agitante, et la contracture des extrémités.

On distingue l'ataxie de la chorée en ce que, dans cette dernière maladie, les mouvements désordonnés existent d'une façon continue pendant le repos comme pendant l'action musculaire, tandis que dans l'ataxie les troubles de la motilité ne se montrent que lorsque le malade veut exécuter un mouvement plus ou moins complexe.

Pour la différencier de la paralysie agitante, on aura égard à ce que dans cette affection, lorsque les malades se meuvent, ils éprouvent des tremblements et des agitations à des degrés divers, et qu'ils ne perdent pas, comme les ataxiques, l'instinct des combinaisons musculaires.

Enfin, dans la contracture des extrémités (crampes des écrivains), les troubles n'ont lieu que lorsque la main prend certaines postures bien déterminées ; les autres fonctions musculaires se conservent les mêmes.

ÉTIOLOGIE.

Nous ne nous occuperons ici que des causes prédisposantes, les causes occasionnelles ayant été traitées dans l'article sur la nature de la maladie.

Les hommes paraissent beaucoup plus souvent atteints que les femmes. Dans toutes les observations recueillies par M. Duchenne, trois fois seulement les malades étaient du sexe féminin ; dans toutes celles que nous avons relevées, deux fois seulement il s'est agi de femmes.

Quant à l'âge, c'est presque toujours entre 35 et 40 ans que débute la maladie ; elle est rare avant comme après cet âge. Cependant M. Grisolle, dans sa Pathologie interne, cite un enfant de 7 ans comme atteint d'ataxie locomotrice (1).

Le tempérament des malades et leur profession ne paraissent pas avoir une influence bien marquée pour produire l'ataxie.

---

(1) *Traité de pathologie interne*, 8e édit., t. II, p. 473.

Pour les habitudes, on a noté quelquefois les excès de coït ou l'onanisme. Dans son travail, M. Duchenne paraît rapporter à cette cause un cas d'ataxie observé chez une jeune fille de 18 ans.

PRONOSTIC.

Il est généralement grave; cependant, comme nous l'avons déjà dit, l'ataxie locomotrice n'est pas sans exemple de guérison.

TRAITEMENT.

Le traitement est variable et dépend de la cause productive de l'ataxie et des antécédents du malade. Ainsi, pour l'ataxie symptomatique des maladies des centres nerveux, le traitement devra être adapté à ces maladies.

Lorsque l'ataxie tiendra à une diathèse syphilitique, de bons résultats pourront être dus à l'emploi de l'iodure de potassium. Mais il n'en est pas toujours ainsi; il existe en effet des paralysies syphilitiques qui ont résisté à tout traitement.

Lorsque l'origine rhumatismale sera constatée, les douches de vapeur, les bains alcalins et sulfureux, l'hydrothérapie à l'extérieur, l'iode, l'arsenic, les eaux salines à l'intérieur, pourront avoir un salutaire effet.

L'électricité, appliquée à la guérison de l'ataxie, n'a jusqu'ici donné rien de satisfaisant; elle a paru plutôt activer la marche de la maladie.

Contre les douleurs térébrantes, on peut user de préparations opiacées et belladonées; ces dernières, employées par M. Trousseau, ont amené un notable soulagement. On pourrait aussi avoir recours au chloroforme.

Quelquefois l'ataxie locomotrice progressive s'accompagne d'un affaiblissement général de l'organisme; dans ce cas, il faut employer les ferrugineux, le quinquina, les amers.

Quel que soit le traitement employé, il peut arriver que dans un grand nombre de cas, il ne soit pas suivi d'amélioration; c'est ce qui a lieu trop souvent dans les maladies chroniques des centres nerveux.

Nous croyons avoir exposé avec assez de développement les différents caractères de l'ataxie locomotrice progressive, et avoir donné toutes les indications propres à reconnaître cette maladie et à mettre sur la voie du traitement.

Ce qui laisse encore à désirer dans l'étude de l'ataxie tient surtout à la nature de cette affection. Tout en reconnaissant une ataxie symptomatique, nous avons admis, devant des faits avérés, une ataxie essentielle, considérant ainsi la même affection comme analogue aux paralysies. Nous n'osons rien affirmer à cet égard. Il est possible que les nombreuses recherches qui se poursuivent sur les phénomènes cérébraux, et les résultats de l'expérience amènent l'explication de ce qui pourrait paraître pour les uns une contradiction. Le temps et l'observation pourront seuls éclaircir ce point de la pathologie.

www.ingramcontent.com/pod-product-compliance
Ingram Content Group UK Ltd.
Pitfield, Milton Keynes, MK11 3LW, UK
UKHW020411230726
13925UKWH00004B/1360